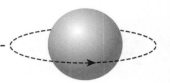

全方位醫療法

永田勝太郎／著　王瑤英／譯

前　言

一九九五夏天，就在豔陽高照、天氣依然燠熱無比時，我突然接到雅典大學史派洛斯・馬爾凱特斯教授的來信。

……不久，人類即將邁向二十一世紀，世界各地正吹起世紀末的風暴。無論是政治、經濟，一切都陷入混亂。全球雖然已經從東西對立的冷戰，進入和平共存的時代，歐洲卻愈來愈頹廢了。歐洲各國紛紛拋棄自我意識，結合為歐盟（EU），因為他們如果不合而為一，將無法對抗亞洲或美國的強大力量。

但是，我們生存於今日，如果只是袖手旁觀，將無法開創任何事物。舉凡在政治、經濟、文明、醫療等一切層面，我們都必須創造出嶄新的時代。

經過深思熟慮之後，為了開創出嶄新的醫療時代，我們決定召開「第一屆國際醫療會議」（The First International Medical Olympiad），希望能在一九九六年夏天，於醫學之父希波克拉提斯的誕生地——柯斯島（希臘）舉辦。我們會勇往直前，為國際醫療會議的召開而努力。為什麼想要舉辦這項治動呢？我們希望能藉此面對新時代的挑戰，並探討醫療能夠對市民做出什麼貢獻？另外，也會針對如何有效運用現有的醫療資源，以及可能的應用範圍等，進行本質上的探討。

接下來，我要懇求您的協助，希望您能擔任名譽組織委員。並且為我們籌劃全方位醫療的研討會。

您所提倡的全方位醫療（全人醫療），非常符合新時代的需求，相信必能對醫療的人性化有所貢獻。有關與會者的選擇、接洽等事宜，希望您能為我安排一切。

第一屆國際醫療會議組織委員長史派洛斯．馬爾凱特斯

我對馬爾凱特斯教授的意見完全沒有異議，並且欣然接受他的邀約。

然後，我開始和散居世界各地的全方位醫療先進連絡，聆聽他們的意見，一有機會就親自出門拜訪，和他們直接進行討論、交涉，慎重地選擇與會的學者專家，盡一切努力做好這件工作。幸好從世界各地挑選的學者專家，都不約而同地贊成這次的企

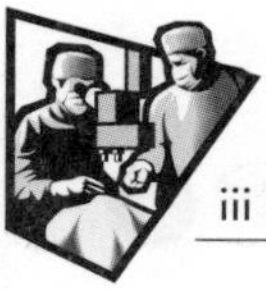

劃，並且也樂意參加研討會。

經過千頭萬緒的準備，一九九六年八月，淺藍的愛琴海閃耀著迷人的光芒，我們就在愛琴海的柯斯島上，召開人類有史以來首度的「第一屆國際醫療會議」。

柯斯是醫學之父希波克拉堤斯（Hippocrates, 460 - 377 B. C.）的誕生地。

希波克拉堤斯是最偉大的醫師，他出生時正值希臘文明的全盛時期，於是便將哲學和科學融入醫學，使醫學從咒術脫離出來。因此，他被尊稱爲醫學之父。

我們以「國際希波克拉堤斯財團」的一棟純白色建築物爲中心（位於柯斯島的山丘上），召開這次的「第一屆國際醫療會議」。聳立在綠色橄欖樹群之一角的白色建築物的玄關上，飄盪著世界各國的國旗，以澄澈的藍天爲背景。

在柯斯島中央的古代遺跡阿斯克雷比歐，開幕儀式莊嚴地舉行。希臘全國各界爲這次的國際醫療會議盡了很大的努力，總統、海軍總司令、希臘正教的神父等，這些國家的重量級人物都出席了。此外，世界各地的醫療界權威人士也共襄盛舉（來自五十二國的一千五百位醫師），每天爲各項議題展開激烈的論戰，遠比我們最初預期的成功。這個事實告訴我們來自世界各國的第一線傑出醫師，都對現今的醫療狀況抱著

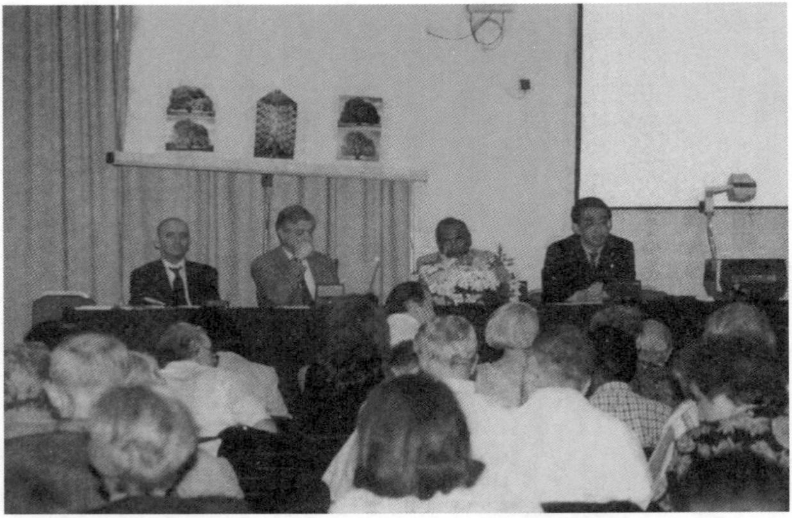

這是研討會的會場，從左到右為達甘先生、班漢斯教授、席恩教授、筆者。

很大的疑慮。對於全球醫療界的亂象，醫師本身站在專業的立場可說知之甚詳，與市民共同模索出新醫療的面貌爲當務之急，由於這項共識的建立，這次召開學術研討會的目標已充分達成了。

還有，關於全方位醫療的議題，則被排在第二天的傍晚舉行。

當天，由我負責主持全場會議，議長團由我、班漢斯教授（希伯來大學醫學系主任）、席恩教授（WHO心療內科教授）、達甘先生（貴族）等組成。除了議長團的諸位先生之外，還有法蘭克福榮譽教

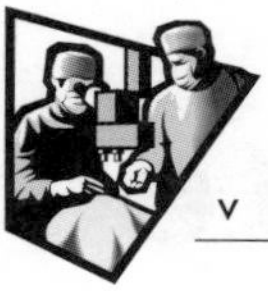

授（維也納大學）、池見西次郎榮譽教授（九州大學）、漢普教授（赫爾辛基大學）、伊姆林斯基教授（華沙大學）、魯班・布朗茲榮譽教授（海德堡大學）、葉奇教授（中日友好醫院）、劉以誠教授（首教醫科大學）、西風脩榮譽教授（北海道大學）、白白田庸先生、關野光男先生（全日本針灸師會）等人參與專題的研討。

這次研討會的結論可以歸納如下：

現代醫學以文藝復興以降的西歐文明爲基礎。因此，現代醫學根基於科學主義，以分析性、普遍性、再現性的建立爲目標，並藉由統計學的手法進行評估。由於醫療技術的進步（X光、內視鏡、抗生物質的開發等），不僅感染症不斷減少，也延長了人的平均壽命。

然而，即使現代醫學有這些優點，從美國發起的生命倫理（bioethics）運動也清楚地告訴我們，市民們對今日的醫療不僅並不滿意，甚至還抱持著強烈的不信任感。

若進一步分析其原因，可歸納爲以下三點：

1.對於半健康・半病人的診斷、治療，至今仍不夠完備。

2. 現代醫學對於治療上的副作用，在處理上還不夠完備。
3. 對於爲時已晚的狀態（末期），在治療上並不完備。

現代醫學在今日正瀕臨著極大的危機。爲了解決這些問題，使整體醫療更加成熟完備，我想在這時提出「全方位醫療」（comprehensive medicine），作爲具體的因應之道。所謂全方位醫療的觀點，就是無論在任何情況下，醫師都把患者視爲「生病的個人」，並試著針對個別狀況解決患者的問題。在這裡，所謂的個人是指全人（全體性），表示「身體、心理、社會、存在意義」之意。換句話說，即回歸醫療原本的面貌。我們感到很遺憾的是只用現代醫學的方法，並無法達成充分的療效。

全方位醫療並非紙上談兵，爲了那些就在「此時此地」，因病痛而深受折磨的患者，我們要合理運用現有的人力、醫療資源，並且努力建立一套科學而普遍的系統。爲了逐步落實全方位醫療，我們先應該充分認識現代醫學（近代的西洋醫學）的適用範圍和局限，並融入傳統的東方醫學、心身醫學，使這三種醫學理論能夠互爲主體、鼎足而立（在熟知各種醫學理論的基礎上，將三者合併使用）。在醫療的領域中，醫師應該以專業上的廣博知識，與病人建立彼此互爲主體的關係（互相尊重的關係），所以必須具備人本主義的素養，才能巧妙運用科學和藝術。

我們在研討會上，達成了以上的共識。令人感到慶幸的是，我們的研討會終於成功地落幕了，並得到許多熱烈的回響。全方位醫療爲今後世界的醫療導引出可行方向，已經受到與會人士的認可。此外，一般認爲在全方位醫療的脈絡之中，日本人應該可以對世界做出貢獻。

我想透過本書，對全方位醫療（新醫療）作一具體的解說，希望讓更多的人體會到邁向二十一世紀，我們需要建立嶄新的醫療觀點。

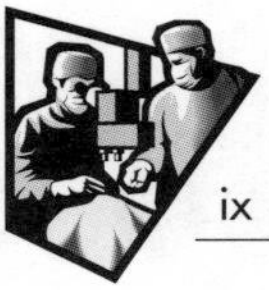

目錄

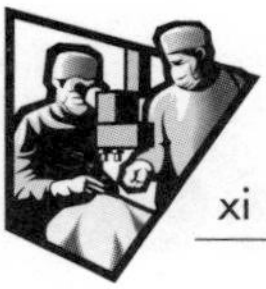

第七章 「全方位醫療」的梗概 123

第九章 從觀察血液而產生的身體防禦智慧 165

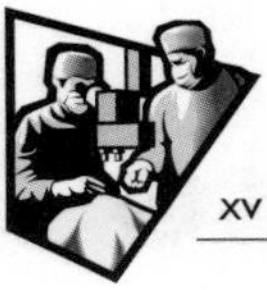

第一章
疾病的三期與現代醫學的盲點

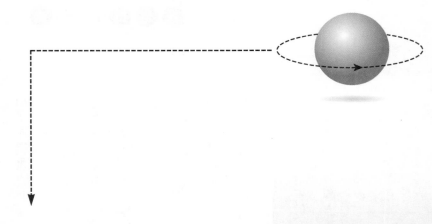

如何才能拯救生命——以一位突然死亡的上班族為例

新春的某一天早晨，枕邊的電話鈴聲忽然激烈地響起。我一面揉著惺忪睡眼，一面接起電話聽筒。抬頭看看時鐘，六時二十分。外面還很暗。

「醫師，我該怎麼辦才好!?我先生已經病倒了!怎麼辦，怎麼辦，我該怎麼辦呢？」

我的睡意全消。打電話來的人是我學弟的太太，從那非常特殊的方言口音，我一聽就知道是她了。

「他在哪一家醫院？」

「我剛剛才接到高爾夫球練習場的電話。現在，他正由救護車送往醫院。」

「那麼，如果有更進一步的消息，請馬上告知，我會立即前往探視。」

還不到十分鐘，我又接到第二通電話。

「糟了!糟了」

「怎麼樣!?」

附帶一提，他今年三十二歲。結婚至今已經五年了，孩子才兩歲。

我甚至無暇思索，就以不可思議的心情，倉皇趕到急救醫院，卻看到他的臉上已經覆蓋了白布，以及泣不成聲的妻子、母親、兄弟們。只有兩歲的孩子不知發生了什麼事，在一旁呼叫爸爸。

「爸爸！爸爸！」這時孩子的呼叫更添哀悽。

其實，我這位學弟原本想成爲會計師，但是就在大學三年級時，父親因癌症而遽逝，所以他放棄了志願。大學畢業之後，他進入高薪的企業工作，賺錢供弟弟唸書。

他在公司中，任職於不動產部門。這位熱衷工作的男人，不僅跑遍了全國各地，每年也數度出國考察。他經常喝酒，一喝起酒來，很輕易地就飲盡一升酒。至於香煙，平均每天抽四十根，可說是一位癮君子。

葬禮舉行時，社長並沒親自出席。取而代之的，只是一張感謝狀。B4規格的感謝狀被鑲入匾額之中，裝飾在祭壇上。

「就爲了這一張紙而拼命工作？」

葬禮之夜，他的妻子面對著祭壇上的骨灰喃喃問道。

他的死因雖然是心肌梗塞，實際的情形則難以理解。也就是所謂的猝死。他究竟是因何而死呢？

他年輕時就失去父親，因而放棄了成爲會計師的志願，選擇進入企業工作的道路。他在工作上表現良好，由他主導的專案都格外成功。不，應該說是他爲了成功而特別努力工作。結果，他履次受到公司的表揚。

無論是上司、同事、客戶，都十分信賴他。因此，他在工作上過度地自我要求。

大約在半年之前，我在他的邀約下，一同小酌幾杯，當時他對我說出一段話，忽然吐露的心事令我心神一動。

「我還是希望能成爲會計師……。但是，已經太遲了……」

他雖然很能幹，但是卻並未樂在工作。可惜的是，他所投入的工作，絕對無法成爲他個人的生存意義。

聰明的他，也非常了解這個情形。但是，他卻壓抑自己的心情，好像在欺騙自己一般，反而在工作上更加專注。同時，酒也喝得更多，抽煙也有增無減。此外，他也從不對妻子發牢騷。然後，終於病倒了。

這也可用「絕死」來形容嗎？

回想起最後見面時，還有另一件令我在意的事，就是他那難看的臉色。

「喂，偶爾也來看一次門診吧！怎麼了，你臉色好像不太好？最好能做一次身體檢查。你的臉色眞的很不好。」

「沒問題，每年大約一到二次，公司都會爲我們安排體檢。」

「體檢的結果如何呢？」

「膽固醇高了一點，還有就是脂肪肝。血壓也有點高。」

「喂！喂！你好像在說別人的事，這是自己的健康。那麼，精密檢驗做了嗎？如何治療？」

「我沒有時間去做進一步的檢查或治療，公司的景氣也不太好。都是一些令人生氣的事，但是，我每天都在忍耐，啊……」

「……，那麼，請過來檢查一下吧！」

「是，是，醫師，我了解。好不容易才出來喝酒，不要再提這些事了。」

他最後似乎覺得我很煩人。

他的日常生活，可說是充滿了各種壓力。不僅工作繁忙，還必須單身赴任，並應付每年例行的出差。他的生活方式眞是一團糟。但是，如果成爲其生活重心的工作，能夠成爲他的生活意義，情況將完全不同。他只是默默地在適應這種狀況。換句話說，就如後述的，他已置身於失體感症、失感情症、失意義症之中。

然而，壓力不斷地累積。爲了與壓力共處，最簡便而迅速的方法，就是「飲食、玩樂、購物」，他便沉緬於「飲食」（包括「吸煙」、「大吃大喝」）之中。當這些逐漸慢性化、習慣化，他的生活方式就會傷害自己。用來消除壓力的「飲食、玩樂、購物」，反而形成另一種壓力，結果就是損害自己的身體，使身體不堪負荷。

這些都在他體內形成瘀血（請參照167頁）。他的臉色不好正說明了一切。

他那冰冷的身體躺在棺木之中，看起來似乎終於得到安寧。這眞是令人感到悲哀。

所謂「死而後已」，原本是指「忠於職守，至死方休」之意，但是以他的遭遇來說，卻是病倒之後，才發現早就已經「病入膏肓」。換句話說，病發時已經太遲了。

壓力沒什麼大不了的，然而卻足以致命。最近，突然死亡的案例不斷增加，正是

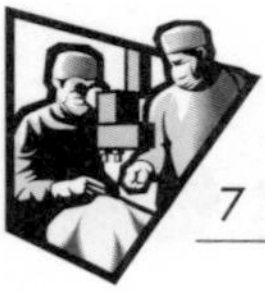

壓力與毀滅性的生活習慣所造成的。如後文所述，有時必須照照鏡子，檢查自己的臉色，並回顧自己的生活意義。

我將在本書第二章，探討如何避免突然死亡的方法，換句話說，就是針對「未病的防治」，作一番思考。

器官性疾患與機能性疾患

一般而言，疾病是指「器官性疾患」。所謂「器官性疾患」，就是指在病理學上能夠診斷的明顯疾病（病態）。

舉例而言，如心肌梗塞就是心臟的冠狀動脈因血栓而閉塞的狀態，或是胃部罹患了癌症等，諸如此類在科學上能夠確認的病態，均屬於器官性疾患。這些病態如果經由解剖，就能立即了解。現代醫學在器官性疾患的診斷、治療，最能發揮其優點。諸如心電圖、X光、胃鏡等內視鏡、超音波裝置、電腦斷層掃瞄（CT）、磁共振影像（MRI）等影像診斷學等的發達，使身體內部看不見的部分，也可呈現出來，而不必動用手術刀。

但是，疾病果眞從一開始在病理學上就完成了嗎？

人的一生有誕生和死亡，世界上的一切事象都有開始和結束，因此疾病也有開始和結束。就如同人有誕生期、幼兒期、兒童期、青春期、青年期、壯年期、更年期、初老期、老年期，理所當然地，疾病也有各個階段（病期）。這在各式各樣的疾患中，都已得到證明。

任何疾患在病理學上，都有「未完成的時期」。這是全方位醫療的先驅者——倫敦大學教授麥克·巴林特（M. Balint, 1896-1970）所說的話，他曾經在一九三〇年代提出「臨床醫學的最大任務，是當疾患在病理學上尚未完成時，就能加以診斷、治療。」

更有甚者，東方從三千年前就有「上醫治療未病」的說法。換句話說，最高明的醫師當疾病在病理學上尚未完成前，就能加以診斷、治療。這才是最高境界的預防醫學，也是個人衛生學。

我們的身體是靠免疫系統、自律神經系統、內分泌系統等眾多防禦機構〔內環境穩定機制（homeostasis）＝生命維持機制〕所守護著的。所以，在成爲器官性的病患而病倒之前，身體將會產生各種反應，以維持身體的健康。這未完成的病期稱爲「機能的病態」（機能性疾患，第一期），另外又稱爲「未完成的病態、疾病的未病期」。此一時期也稱爲「半健康、半病人」或「前臨床期」（pre-clinical stage）。

至於機能性病態的發作，涉及病人的遺傳因素（體質）、年齡（老化的影響）、性格、壓力的調適（因應壓力的方法）、生活習慣等要素，可說是相當複雜。有關病症發作的主要原因，我將會再作說明。無論如何，若能在病理學未完成時，就能察覺到疾病，並趁早診斷、治療，才不致發展爲器官的疾患。

機能性病態作爲一種疾患，在病理學上並未完成，因而非常不安定。所以患者特有的心理、社會、存在意義上的要素，換言之，就是來自生活習慣的影響極大。特別在青春期、初老期等人生的轉捩點（轉換期），這些現象更是經常發生。在這情況下，心理、社會、存在意義上的反應，將會浮現出來，身體在本質上的問題卻隱藏著。精神醫學者弗蘭克（V. E. Frankl, 1905-1997）將此一現象稱爲「身體因性僞神經症」。青春期的本態性低血壓（並無特別原因所引起的低血壓）或初老期的橋本病（甲狀腺疾患），就是代表性的疾患。

如果將器官上的病態，與未病期相對應，則可稱為「既病期」（已經發生的病態、在病理上已完成的病態，相當於第二期）。

器官上的病態若進一步發展成死亡逼近的狀態，換句話說，已成爲疾病而無法治癒，就稱爲「致死的病態」（第三期），或稱爲「致死期」。一般而言，這個階段又稱爲「爲時已晚」的時期。這個致死期也隨著病態的發展，對患者的身體、心理、社會、存在意義的問題產生極大的關係，其中尤以存在意義問題爲最明顯。

絕不放棄的醫療

以上所述，疾病在各病期的徵候，其實只是我們醫師任意爲患者所作的分類，患者無論置身於哪一階段，作爲人就應期許自己活得更好。醫師的職責就是在一旁支持病人。

因此，即使面對的是致死的病態，也絕不能夠放棄。英國首相邱吉爾在戰後的復興時期，就曾說過：「我絕不放棄！」並以此爲自己的座右銘。此外，在末期照護上創下偉大成果的美國籍女醫師庫普拉．羅絲博士曾說：「人在臨終之前的瞬間，都有

圖1-1 機能性疾患與器官性疾患

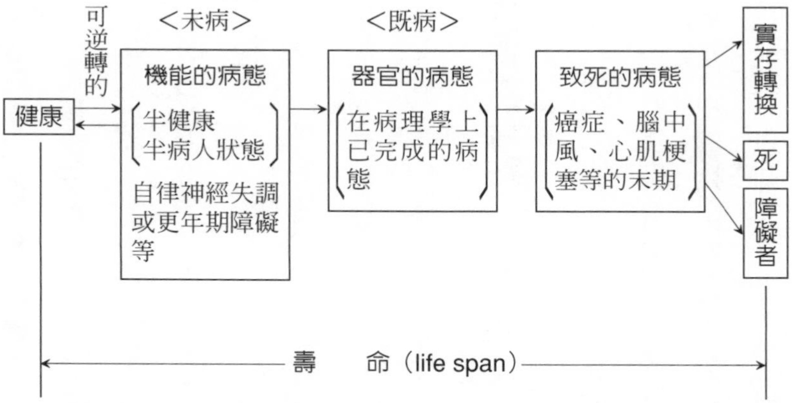

疾病的發作與發展，與遺傳上的體質、性格、生活方式、個人獨特的壓力解決方式、生存的價値等，可說是息息相關。

成長的可能。」所以，我們無論處於任何狀況，都應致力推廣絕不放棄的醫療。但是，這絕非至死都無視於人性尊嚴的醫療。而是以患者的自律性爲原則，將尊嚴死也納入臨終時的選擇，同時也必須致力於能夠提升QOL（quality of life，生命品質，請參照150頁）的醫療。此外，作爲一位醫師，當你遇到超越自己能力範圍的患者，應該立即爲他介紹專業醫師，這也算是絕不放棄的行爲之一。

如此依時間的發展過程，爲疾病作分類，從誕生到死亡的壽命之中，其發展可分爲三期（**圖1-1**）。

也就是說，整個過程是從健康→機能的病態（第一期）→器官的病態（第二期）→致死的病態（第三期）→死亡。

如後文所述，壽命的長度（量）與QOL（生命品質）深受遺傳、生活習慣、老化、壓力、壓力因應方式等的影響。爲了積極地創造健康，我們首先必須察覺到機能上的病態。

因爲，如果能在這個時間點就察覺，還來得及恢復健康，換言之，先決條件是要設法從失感情症、失體感症（遺忘了自己對感情和身體反應的自覺）、失意義症（遺忘了對生存意義的自覺）解放出來。心身醫學的方法在這方面非常重要（圖1-2）。

現代醫學的盲點

現代醫學（近代的西方醫學）的主要適用範圍，在於器官疾患（第二期）的診斷、治療。日本的保險醫療制度也對此有所補償。

但是，現代醫學由於「檢查並未發現異常」，對於機能的病態（第一期），其特徵通常只能以「再觀察一陣子」、「心理作用」來回應，也就是說，現代醫學對於此一

圖1-2 疾病的進行與全方位醫療

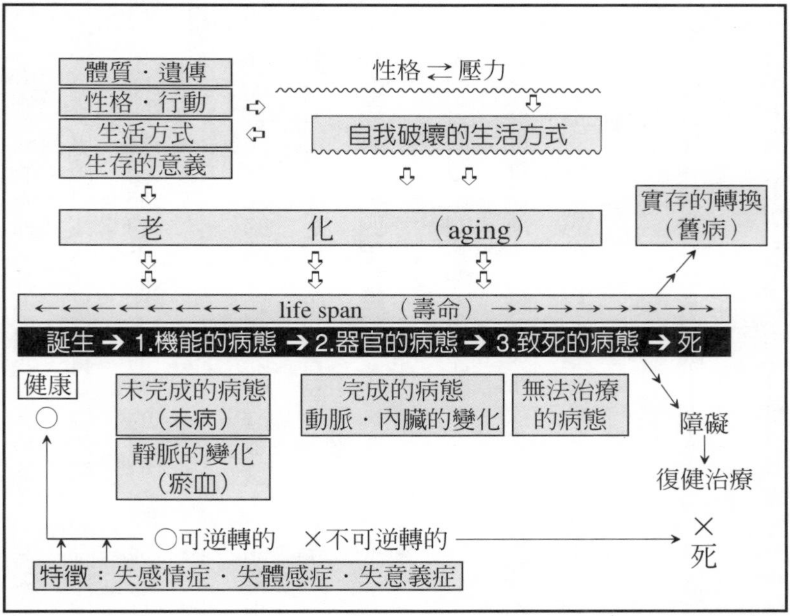

（K. Nagata, V5, 1995）

人從誕生到死亡，其間的過程就是人活著的壽命。臨死亡之前的狀態，則為致死的病態；進入致死的病態之前的是器官的病態（器官上的疾病）。這些都不是突然發作的，而是疾病在病理學上完成之前必經的病態。同時，也可說是機能上的病態。隨著這些病態的發展，所帶來的影響，就是老化、生活方式的改變，以及更嚴重的麻木（非失感情症、非失體感症、非失意義症）。

階段（「未病」）的處理，甚至對「爲時已晚」的致命性疾患（第三期），也幾乎提不出任何理論。更值得注意的是，有關現代醫學的副作用，至今也沒有因應的對策。結果造成了民眾對醫療的不信任。傳統的東方醫學或心身醫學，則足以解決對現代醫學的盲點。

我在前言所提及的第一屆國際醫療會議，已明確指出現代醫學的隱憂，與會人士已體認到全方位醫療足以克服其盲點。

現代醫學有下列四項盲點：

1.人們對於醫療的強烈不信任感。

2.對於機能性病態（半健康、半病人）的診斷和治療，尚未達到完備之境。

3.對於器官性疾患，現代醫學對於治療所產生的副作用，在預防和治療上都尚未完備。

4.對於致死的病態（爲時已晚、病入膏肓的狀態），在治療上並不完備。

從第2項到第4項，人們在今日對於現代醫學的盲點，已可從自己或親人們的醫

圖1-3　現代醫學的盲點

機能的病態 ⇨ 沒有元氣，多觀察臉色
☞ 到醫院檢查（看醫生）

器官的病態 ⇨ 副作用

致死的病態 ⇨ 爲時已晚 ☞ 特效藥

⇨ 治療關係的失敗 ⇨ 病人不信任醫療

療經驗，得到許多的體驗。結果，導致許多民眾對醫療的強烈不信任感受（圖1-3）。

一九六〇年代，發生於美國的生命倫理（bioethics）運動，原本也是從「醫療是爲誰服務？因何目的而存在？」的質疑而展開。最近，在日本常聽到人們提及「知情同意」（informed consent，也就是醫師必須將各種情形告訴病人，並且在取得病人的同意之後，才採取下一步行動），則是此一運動的發端。我們必須以全方位醫療克服現代醫學的盲點，使民眾能恢復對醫療的信賴。

爲了解決這些問題，我們應該昭告世人：全方位醫療是嶄新的醫療理論，它能夠爲現代人解決醫療上的盲點。

第二章
治療未病——
走向機能病態的過程

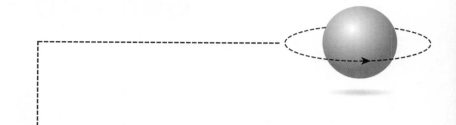

「心理作用」、「再觀察一陣子」的結果為……

如前章所述，英國學者巴林特曾經指出，當疾病尚處於機能性病態的時期，就應趁早診斷、治療。但是，現代醫學（近代的西方醫學）以解剖學、病理學為基礎，雖然在診治器官上的病態有傑出的成果，對前一階段（臨床前階段）——即機能性病態，卻無法充分發揮力量。

但是，另一方面，東方醫學卻一直以預防的醫學為其最大的目的。換句話說，就是為了保障「健康而長壽」的醫療，而傾注最大的努力。特別是對癌症、心肌梗塞、腦中風等致命疾患的防治，無論是為了保障生命的量，或是提升QOL（生命品質），都可說是必要的條件。儘管如此，近年來，民眾們也逐漸要求「有病而長壽」和高度QOL的確保。

現代醫學的檢查雖適用於器官性病態的診斷，對於第一期（機能的病態）的患者，卻無法檢查出任何的異常值，這也是理所當然的。這時，對診斷結果感到困擾的醫師，經常說「那些症狀只是心理作用吧！」或是「再觀察一陣子！」

然而，這些話只會使病人失望，也是他們對醫療產生不信任的主要因素。其實，這一切都出於醫生們缺乏「未病期」的概念。

所謂的「心理作用」，所指的並非器官性疾患，而是意味著「心因性疾患」。病人一旦聽到這種說法，就會覺得醫師好像在批判自己的生活方式，甚至會感到連人格都受到損害。

所謂的「再觀察一陣子」，則意味著「你的病態或許只是機能性病態。但是，我現在無法診斷。在這段時間，你或許會引發爲器官的疾患（例如心肌梗塞）。果眞如此，我再加以診斷。屆時，歡迎再來！」

兩者都會造成患者對醫療的憤怒和不信任，使他們不願再去看醫生。

那麼，未病期的診斷該如何進行呢？

對於未病期的診斷，必須引進一種足以取代現代醫學的理論。

傳統東方醫學對於未病的防治方法

「防治未病」有兩種方法。

其一是採取傳統東方醫學的方法，另一則是採用心身醫學的方法。

以「健康而長壽」爲目的，奉「疾病防患於未然」爲準則的傳統東方醫學，有一套用來診斷未病期（機能的病態）的方法。

傳統東方醫學對患者的評價，有些方面使習於現代醫學的醫師難以理解，其中在未病期的診斷上，「瘀血」的概念是非常重要的。

在說明「瘀血」的概念之前，我想要先談談血行障礙和疾病的關係。

身體是靠血流來維持生命的。血流的停滯（血行障礙）將會引起各種問題。此外，血行障礙又分爲全身的，以及局部的。

舉例而言，局部的血行障礙將會形成胃潰瘍，或產生肩膀痠痛。但是，對人來說，局部與全身都是彼此不斷影響，具有連帶的關係。局部的問題很少是單一的。絕非如汽車零件，某一處故障了，只要將之更換即可。

血行障礙一旦遍及全身，就會引發各種會致命的器官性疾患。諸如癌症、腦中風、心肌梗塞。請各位觀察周遭的人們。癌症、心肌梗塞、腦中風的患者，可有血色良好的？

血行障礙並不會立即招致器官上的疾病。在那之前，會產生各種症狀。例如，缺乏食欲、便秘或腹瀉、頭痛、腹痛、腰痛、肩膀痠痛、容易疲勞、總覺得沒有精神、倦怠感、早上難以起床、不容易入睡、站立暈眩、頭暈眼花等症狀（原因不明的不快感：指症狀發生在身體各部位，並不限於特定內臟的病態）。在這情況下，患者本人不了解該看哪一科，甚至連醫生也不知該把焦點放在哪裡診斷。最近，諸如此類的患者正急遽增加中。這種狀態如前所述，就是所謂的半健康、半病人。

至於血行障礙的積極診斷，則必須導入傳統東方醫學的概念。在此「瘀血」的概念正好可發揮作用。這是指流經身體的紅色液體，也就是血的巡行發生了障礙。血是指包括血液、血液循環、自律神經系統、免疫系統、內分泌系統等，共同守護身體的動、靜內環境穩定機制（homeostasis）全體。有關血的一切，我將於後文詳述（請參照166頁）。

機能病態的診斷、治療——應該協調心身醫學與東方醫學

除了傳統的東方醫學之外，心身醫學居於現代醫學與傳統的東方醫學之間，可作

爲兩者之間的介面，也具有許多可實現上述目的方法。

活在現代社會第一線的人，對自己所置身的社會環境，總是努力地去適應，往往無視於自己的感情和身體反應。換句話說，現代人爲了在自己所處的狀況中成功，而陷於失感情症、失體感症，甚至陷於更嚴重的失意義症，只在意如何適應環境。在這情況下，最初形成的是機能的病態。也就是說，疾病已經萌芽了。迅速摘除這個芽，就相當於「防治未病」。

其中，最確實而簡便的方法之一，就是瘀血的診斷。因爲，瘀血是呈現在身體表面的症狀。除了醫師之外，患者本身也可自行診斷。在對患者的教育之中，最好先教導他們如何觀察瘀血。每天刷牙或刮鬍子時，只要看看鏡子，就能診斷瘀血。

在診斷失體感症時，瘀血是不可或缺的概念。失體感症和失感情症的關係很矛盾。這是因爲人的身體與心緊密地結合在一起，更進一步地說來，從底部支撐兩者的是患者個人的生存意義（固有的實存性）。失意義症甚至連這個力量都喪失了，象徵著努力適應社會環境的現代人。這種狀態稱爲存在的虛無。

即使是各種的心理測驗，也無法具體診斷出心身醫學上的失體感症、失感情症、失意義症。但是，若考慮到手續的難易、經濟性等因素，瘀血的診斷是最確實而簡便的，同時也具有客觀性。將心身醫學和傳統醫學的概念結合在一起，這是前所未見的。在全方位醫療的體系之中，不同概念的結合才成爲可能。

以現代醫學而言，機能性病態（未病期）的診斷是困難的，但是若能兼用心身醫學和東方醫學的方法（如後文所述），許多問題將可迎刃而解。

爲了擺脫失體感症、失感情症、失意義症，以符合人性的方式面對許多壓力，首先必須揚棄爲了適應環境所產生的不良生活習慣，再努力創造出健康的生活方式（蛻變），而這也有助於擺脫機能性病態。

達成上述目標的基礎在於，患者本身對這些病態必須要有「自覺」。

治療者的最大任務，就是使患者產生自覺。這並非從外施加壓力，也不是去說服他們，更不是一味地迎合，重點在於當患者察覺時（患者因自律而發覺）的作法。

傳統東方醫學的診療法

傳統東方醫學的概念可說是博大精深，然而日常臨床上所使用的概念並不是那麼

表2-1　傳統的東方醫學評估方法：5點評估法

氣虛：疲勞感、白天嗜睡、食欲不振、聲音微弱、緩弛（內臟下垂）
（評估基準　－：0；1＋：1～2；2＋：3～5）
氣鬱：抑鬱狀態、早晨起床狀況不良、咽喉頭異常感、腹脹感、失眠
（評估基準　－：0；1＋：1～2；2＋：3～5）
氣逆：身體上熱下冷、臉色潮紅、臍上悸、發作性咳嗽、悸動
（評估基準　－：0；1＋：1～2；2＋：3～5）
血虛：眼瞼結膜蒼白、眼睛疲勞、睡眠障礙、臉色不好、皮膚乾燥
（評估基準　－：0；1＋：1～2；2＋：3～5）
瘀血：瘀血評分（請參照表9-1）
（評估基準　－：0～20；1＋：21～39；2＋：40～）
胸部鬱悶：胸肋部位的壓痛、抗拒感
（評估基準　－：未觸知；1＋：只有右側；2＋：左右兩側皆可觸知）
水滯：舌／口腔黏膜的浮腫、浮腫（四肢、顏面等）、胸水／腹水、腹部發出水振動聲、尿量異常
（評估基準　－：0；1＋：1～2；2＋：3～5）
寒證：冷、冷氣適應不良（夏天）、電毯／火爐（冬）、凍傷、身體蜷曲入睡
（評估基準　－：0；1＋：1～2；2＋：3～5）

（K. Nagata, V2, 1995）

複雜。我將試著舉出幾個主要的概念。以「氣・血・水」、「陰陽・虛實」爲基本概念，就可推出以下的病理概念。「氣虛」、「氣鬱」、「氣逆」、「血虛」、「瘀血」、「胸部鬱悶」、「水滯」（又稱爲水毒）、「寒證」。

作爲傳統東方醫學的診斷方法，我們設計出任何人都可接受的「五點評估法」。不只是醫師，患者若想檢查自己的身體狀況

也可使用。「五點評估法」的內容如上所示（表2-1）。

評估基準分爲三階段，在五個項目之中，若症狀不符爲「一」，符合一至二項的症狀爲「一＋」，符合三至五項的症狀則爲「二＋」。

附帶說明，「水滯」也和瘀血一樣，在「未病的防治」上是很重要的概念，指在體內流動的透明液體（主要是細胞液）產生滯礙的現象。關於瘀血的治療方法，稍後我將會詳述（參照178頁）。水滯的治療也和瘀血相同，基本都在養生。此外，以中藥而言，可使用五苓散、柴苓湯、豬苓湯。

行為革新：生活習慣病的觀點

疾患的發作與各式各樣的因素有關。如前所述，除了遺傳的因素（體質）、性格、行動、生活習慣、生存意義之外，還有壓力的來源、承受壓力的方式、解決壓力的方法、老化現象等。

總結這些人爲的活動，可以統稱爲生活習慣（life style）。日本的厚生省之所以將成人病改稱爲生活習慣病，就在於已深切體認到這種醫療觀點的重要性，必須使之廣為人知，正如國際知名的威廉．奧斯卡所說：「習慣造就人，也孕育疾病」，我們已經對此產生自覺。

在歐美十分發達的心身醫學和行為醫學，主要是以糾正患者的偏差行動和生活習慣為目的，使患者產生自覺，將行為導向正途，藉此幫助他們逐步走向革新之道。行為醫學基本上是以心理療法之中的行為療法為基礎，其最大目的在於將患者帶向行為革新，藉此預防疾患的發作。

然而，俗語說「江山易改，本性難移」，長年累積下來的生活習慣，並不是那麼容易改變的。行為醫學在這方面介紹了幾項技巧，但是，在本質上，如果對「行為改變之後，自己賴以生存的意義為何？」毫無「自覺」，即使運用再多技巧也是徒勞無功。

為了克服這個盲點，我們所使用的方法，就是稍後將會說明的實存分析學（logo therapy）。這是將焦點放在生存意義、責任、自由的精神療法（參照204頁）。

以節哀療法消除病人的疑難雜症

鈴木玲子小姐（假名，二十九歲）因罹患一種稱爲「潰瘍性大腸炎」的難治之症，而深感苦惱。這是大腸的慢性炎症所導致的疾患，症狀爲激烈的腹痛和腹瀉。

玲子大約在二十二歲開始接受診斷，那時她剛要從美國某大學的藝術系畢業，進入研究所就讀。她專攻貴金屬的設計，屬於比較特殊的研究領域，當時爲了交出畢業作品，不僅每天工作到深夜，同時還要應付研究所的入學考試，爲了把握時間，她完全投入課業之中。玲子從小就對發亮的東西感到好奇，靈巧的她早就將貴金屬設計視爲自己的天職。

就在這個時刻，從小就很疼愛她的祖母突然去世了。玲子的祖母生於明治時代，經歷過許多的戰爭，然而卻能在困苦之中，努力做生意、養育子女，堅強地活過來。在祖母的養育下成長，玲子也感到很驕傲，祖母正是她心中理想的女性形象。

祖母因心肌梗塞而病倒，玲子正全心投入畢業作品的設計。

「玲子目前正在用功，雖然我病了，也不必特地把她叫回日本。」

祖母不斷囑咐，某一天，宛如蠟燭的火熄滅了一般，她靜靜地走了。並留給玲子一封遺書，上面只以纖細的筆跡寫著：「玲子，希望妳能成爲了不起的人。」

玲子在美國乍聞祖母的死訊，並看過寄來的遺書，雖然感到很悲哀，不過在傾聽父親述說整個經過時，也沒有流眼淚，她的表現就像祖母一樣堅強。玲子尊重祖母的遺志，並未立即回日本，而是接受研究所的考試。因爲，她認爲這是成爲一個了不起的人的途徑。

結果，玲子在大學以第一名的成績畢業，並通過研究所考試。

但是，從那個時候開始，她的排便就出現異常。持續的腹痛、下痢，並且深受糾結在一起的黏液便所苦。玲子因痛苦難忍而到醫院看門診，結果診斷出潰瘍性大腸炎，而展開治療。

後來，雖然病情被壓下來了，體重的減輕卻非常顯著，一六四公分的身高，體重從五十一公斤降至三十七公斤。更有甚者，她逐漸爲氣喘、心悸、站立暈眩、頭痛、嘔吐等各種症狀而煩惱。她在美國的醫院做過各式各樣的檢查，仍然無法查明原因，而過著病懨懨的日子。

祖母的週年忌日來臨前，研究所的生活也安定下來，玲子終於回國了。

父母親對玲子的消瘦驚訝無比，她便在雙親的勸告下，到我這裡來看門診。

如前所述，除了原先的症狀，據說她這半年來都處於停經的狀態。此外，她也沒有食欲，一吃過東西就想嘔吐。睡眠也很淺，經常醒過來，還作了討厭的夢。

認眞的玲子從未停止服藥。然而，爲什麼症狀卻不斷出現呢？

她看起來很虛弱。她也覺得自己愈來愈虛弱。

同時，我詢問過後才得知，她已經通過研究所的碩士課程，以一年的時間修完，目前已決定進入博士班。玲子的毅力使她不斷向上，但是這樣的身體狀態，已經不可能再拚下去了。

所謂的潰瘍性大腸炎，以黏血便、下痢爲主要症狀，是一種不斷重複「緩解」（指症狀消失）和「再燃」（症狀惡化）的慢性病。即使在治療之後，已回復到近乎完全緩解的狀態，但是一旦遭逢精神壓力或腸部的急性發炎，就會死灰復燃，眞是相當難纏的疾病。若非大量出血、腸管的狹窄（縮小）、穿孔（開了小孔）、癌症化等的重大合併症，絕對不可貿然採用外科的方法，然而如果內科的治療無法奏效，或者症狀一再復發，只好以外科手術來解決了。

病變主要是發生於直腸和結腸的慢性炎症。雖然比較容易發生在年輕人身上，不過任何年齡都可能發生。至於發病的原因則有自己免疫說，以及各式各樣的說法，一般認爲這是許多病因互相影響而導致的疾患。本症也以合併症較多而聞名，包括肝功能障礙、慢性皮膚炎、關節炎、痔核、貧血等。

這種疾病的診斷，必須以X光作注腸造影檢查。

一般而言，治療是以生活處方爲中心。首先必須使患者的身心安寧，並以腸管的安靜爲中心。至於飲食療法，應該避免會刺激腸管發炎的香辛料，最好能平衡地攝取高卡洛里、高蛋白質、高維他命的食物。然後，再進一步施以藥物療法。

但是，本疾患難以根治，是使患者的QOL降低的疾病之一。

那麼，如何才能克服這種疾病，激發玲子的意志，並使她維持體力？潰瘍性大腸炎確實是難以醫治的疾病，戰勝它的智慧何在呢？

玲子之所以產生各種症狀，主因當然就是潰瘍性大腸炎。再加上祖母的死，以及在異鄉面臨畢業製作、研究所入學考試等壓力，都是形成疾病的主因。

慢性病在慢性化的過程中，原來的身體病變又產生各種全身的身體反應，再加上心理、社會、存在意義上的反應，使病態不斷地複雜化。更進一步說來，這意味著人生將遭遇各種意外事件。我們面對這些意外，必須巧妙地化解，不要使之成爲壓力。

從小就疼愛自己、心中最敬愛的祖母竟然死了，這對玲子而言應該是悲痛萬分的事，但是她卻將心中的悲痛壓抑下來，全心投入學業，比過去更努力。結果，她在學業上雖然成功，所累積的壓力卻殘害了她的身體。

祖母的死所帶來的悲痛，玲子並沒有完全抒發出來，這產生了極大的問題。爲了使玲子擺脫這樣的狀況，我應該如何幫助她呢？

首先，對病態的正確理解是必要的。這可使患者對自己身體狀況的演變，不會因無知而產生強烈的不安。

最初是從病態的說明開始，祖母的死被認爲是玲子的最大壓力來源，於是我們就設法使她傾吐心中各種想法，使她的悲傷能夠充分地發洩出來。

如原先預期的一般，玲子回國之後，即使來到祖母的墳前，也沒有流下一滴眼淚，而是在祖母的墳前立誓，要在研究所以第一名畢業。

敬愛的祖母去世了，這對玲子來說是很大的打擊。然而，她卻壓抑著悲哀，一心只想如何克服喪親之痛，事實上這是不可能的。玲子原本將貴金屬設計的工作，視爲自己的生存意義，但是她的壓抑已嚴重影響健康，並阻礙了夢想的實現。

使她將悲痛直接發洩出來，正是解決問題的前提。如果無法做到這點，玲子的緊張將會持續下去。持續的緊張又將形成慢性的壓力，使玲子原本就罹患的潰瘍性大腸炎更加惡化。另一方面，持續的緊張也會減少食欲、降低血壓，引發各種難以預期的症狀。

人應該活得更加直率，當你感到悲哀時，就要將哀痛抒發出來，才能重新出發。如果無法將悲傷抒發出來，就無法眞正地恢復。利用這種特性的治療法，就稱爲「節哀療法」（grief therapy）。

美國的心理學家艾利克森（E. Erikson, 1902-1979）曾說：「親人的死令人悲痛萬分。但是，當你處理好自己的感情，整個過程將會使你成長。」聰明的玲子立刻了解這句話的涵義。此後，她每天獨自到祖母的墳前，對死去的祖母說話。第三天，玲子突然流出眼淚，淚水竟一發不可收拾。她已不再壓抑了，乾脆就「哇—哇—」地哭出聲來。這是祖母去世之後，玲子第一次流下眼淚。她依然每天去掃墓，隨著淚水的流瀉，她整理自己的感情，然後才逐漸開朗起來。

藥方除了Salazopyrin（本症的主要治療藥）之外，爲了保護腸管又開了中藥方劑（小建中湯），同時爲增加體力，也採用了Coenzyme Q10（參照174頁）。至於在飲食方面，應該慢慢地食用溫暖的食物，更不可使腹部著涼。爲了使身體保持溫暖，可增加洗澡的次數，並適度地運動。

雖然只在日本停留三週，玲子已經有自信控制各種症狀，她恢復元氣之後，再度前往美國求學。

根據母親的說法，玲子已經逐漸恢復體重，有一位男同學對她傾慕已久，目前兩人已墜入情網，不久就要結婚了。我衷心祝福他們兩人爲了實現生存的意義，首先要能妥善因應壓力，因爲身體很誠實，絕對不會騙人的。

第三章
瀉法與補法

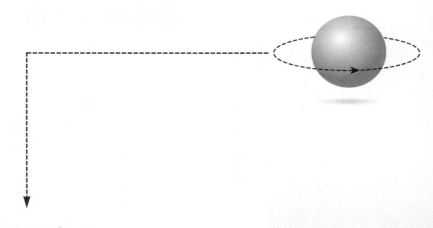

分別使用瀉法與補法

如前兩章所述，爲了實踐「全方位醫療」，以彌補現代醫學的盲點，並消除患者對醫療的不信任，必須分別運用現代醫學、傳統的東方醫學，以及心身醫學。換句話說，在我們日常的醫療行爲之中，可能使用的上述三種醫學理論，必須以互爲主體的方式運用。因此，對於每種醫學的適用範圍和局限，一定要了解得很透徹。

爲了完成全方位醫療，正朝二十一世紀邁進的我們，除了過去的普遍性醫療，也應該落實個別性的醫療。所謂的個別性醫療，就是正確掌握個別患者的狀況，再進一步採取適合的醫療方式，這就是全方位醫療的基本概念。如前所述，傳統的東方醫學從三千多年前就開始發展了。換言之，就是「問證診斷」，藉此才能確實把握患者的體質，東方醫學大致將患者的體質分爲實證（體力過剩的狀態）、中間證（虛實間證：中等程度的體力）、虛證（缺乏體力的狀態）等三種狀態。如圖3-1，可以看出虛實的特徵。

其實，問證與治療息息相關，基本的方針爲「實則瀉之，虛則補之」。

圖3-1 實證與虛證的特徵

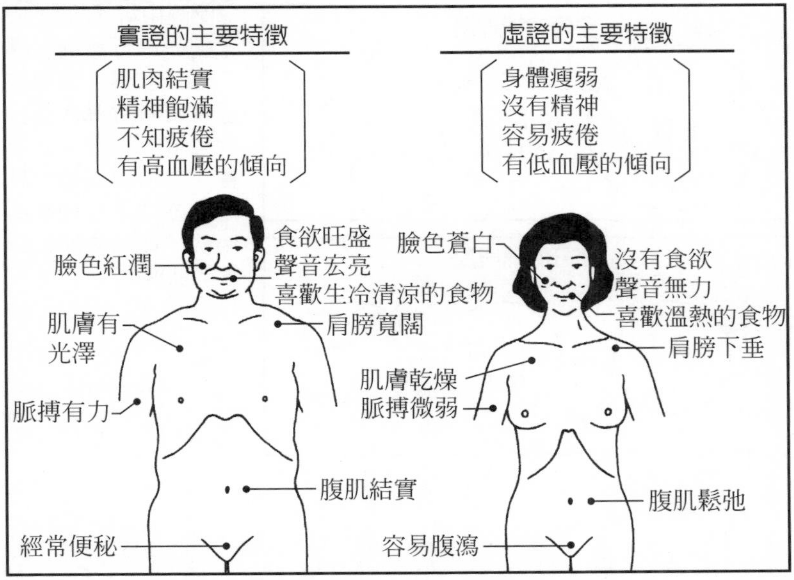

所謂瀉法，是當內環境穩定機制因病態而產生高亢的身體反應時，所採用的一種抑制方法；補法則是當身體反應因病態而低下時，所採用的一種亢進方法。傳統的東方醫學無比靈活地運用這兩種方法，對於患者而言，治療的重點在於導向可行的治療方向（圖3-2）。

如果從這樣的觀點去思考，現代醫學的優點在於瀉法（抽血，以及手術、化學治療、放線射治療等），傳

圖3-2　補法與瀉法

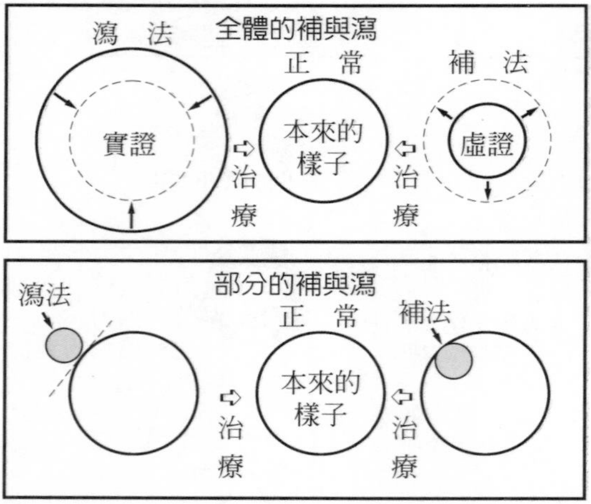

醫師經由辨「證」，決定哪一部分該補，哪一部分該瀉。整體的虛實有時會混入部分的虛實，情況大多很複雜。所謂治療，就是巧妙地運用補法與瀉法，使病人回復原本的狀態。

統的東方醫學或心身醫學則擅長補法（修補治療）。無論無何，這並不是二選一的關係，而是一方面尊重患者的自律性，並且在掌握患者的個別身體狀況之後，醫師站在專家的觀點與患者協調，然後再決定如何進行治療，最重要的是要引導患者取得生理全體的平衡。

東方自古就有「中庸爲美德」的說法，並且厭惡極端，一直很重視平衡感。若採取現代醫學的醫法，實有必要融入傳統東方醫學或心身醫學的補法，以取得平衡。

伊索寓言中有一則「北風與太陽」

的寓言。

爲了使旅人脫掉外套，北風與太陽展開了激烈的競爭。北風刮起冷冷的風，換言之，它採用了瀉法。太陽發出暖暖的熱氣，也就是說，它採用了補法。在這情況下，結果是太陽獲勝，但是，北風先刮起一陣風，已經使旅人的身體發冷了，因而演變成虛證，才必須採取補法。假使情況完全相反，先由太陽普照大地，旅人開始覺得熱，才刮起一陣北風，或許他會發出「哇，好涼快！」的嘆息，而把外套脫掉。

一切都要視狀況而定。何者正確？何者錯誤？並不是絕對的，隨著場合、狀況的差異，也將產生不同的答案。醫師應該將兩種方法都握在手中，再針對不同的情況而靈活運用。最初要先了解這種多元方法的存在，但是若無法進一步地認知，將不可能分別使用。

此外，辨「證」並不容易。症狀的判定，換言之，能夠以東方醫學作精確診斷，正是東方醫學的精髓之所在。這是爲什麼呢？在傳統的東方醫學中診斷即治療。但是，辨「證」是很困難的。這也是妨礙東方醫學發展的主要原因。

我們根據現代醫學的指標，不斷摸索判別症狀的方法，而發現了新的方法。

17－KS－S與17－OHCS

人不斷地承受壓力。我們一旦面臨壓力，身體就會產生副腎皮質刺激荷爾蒙（ACTH, adreno-corticotropin hormone）。它若從腦中的腦下垂體釋放出來，副腎皮質就會受到刺激，而產生副腎皮質荷爾蒙（cortisone）。這副腎皮質荷爾蒙爲了對抗壓力，就會動員身體構成組織的各種物質，以產生葡萄糖。換句話說，爲了抵抗壓力，身體的構成物質都轉變成產生一切能量的葡萄糖。結果，副腎皮質荷爾蒙引發了身體的「磨損」和「消耗」。此外，身體產生過量的副腎皮質荷爾蒙，也會引起糖尿病等疾病。

但是，對身體而言，這樣的磨損和消耗若持續下去，意味著最終將走向死亡，身體同時擁有自體防禦的方法，也就是說，它具有保護身體、修護的功能。然而，它究竟是何種物質？長久以來，一直都是謎。

最近在美國形成熱門話題的是，一種稱爲DHEA－S（dehydroepiandrosterone sulfate）的物質在體內的產生，它屬於「修復」的荷爾蒙，可對抗副腎皮質荷爾蒙所帶來的「消耗」，因而備受矚目。

這個DHEA－S是男性荷爾蒙的前驅物質，它的作用在於「使免疫機能亢進」、「具有蛋白同化作用」（形成身體的蛋白質）、「男性荷爾蒙的產生」（換言之，這也和精力增強有關）、「具有抗動脈硬化作用」（抑制動脈硬化）、「體力、活力的亢進」、「情緒的高揚」、「使人好睡的安眠作用」，此外，還有「神經細胞的功能維持」、「末稍細胞的胰島素感受性增強」等，可以說對身體將會產生符合目的之反應（根據西風先生的說法）。除了副腎和睪丸之外，腦和皮膚也會產生反應。同時，腦可能比副腎或睪丸產生更多的反應。

簡而言之，身體雖然因壓力而消耗，相對地DHEA－S的產生，正是修復身體的最大轉機。

尿中17－KS－S（以下簡稱爲S）、尿中17－OHCS（以下簡稱爲OH）就是DHEA－S、副腎皮質荷爾蒙分別代謝之後，排泄於尿中所產生的代謝產物。S反映了「目前，這個人在這裡的基本的生命力」，OH則反映了「目前，這個人在此承受何種程度的壓力」，S／OH則表現出「相對的壓力狀態」。S是由西風修先生、古屋悅子先生發現的，他們的成果值得肯定。

S會隨著老化或疾病而降低。換句話說，在二十五歲之前達到高峰，然後就隨著年齡的增長而降低，另外，若有低血壓、高血壓、糖尿病、癌症、心肌梗塞等疾病也會降低，甚至還會大幅下降。

因此，S／OH的檢查並無疾患特異性（所謂的疾患特異性，是指若A疾患的檢查出現異常值，並不會產生染上B疾患的疑慮）。然而，接受測定者的客觀健康程度（或是疾病的嚴重程度），在判定上是可能的。以過去的臨床檢查而言，若肝功能檢查中的GOT或GTP較高，就會產生肝功能障礙的疑慮，這就是疾患特異性的實例。S／OH檢查與過去的臨床檢查，兩者在這方面可說是大異其趣。

作為評估方法的S、OH、S／OH

雖然評估瀉法有各種方法，但是對補法的積極評估法則從未發現。不過，由於S的引進，當身體處於傳統東方醫學的實證時S就會上升，處於虛證時S就會降低，這是非常明確的。所以，當S降低時就應該採取補法。

就像這樣，S、OH、S／OH作爲補法的評估方法，具有相當重要的意義。爲患者診斷身體狀況，當你面臨不知應該選擇補法或瀉法時，往往會過度依賴過去的診斷經驗，或作爲醫師的的直覺。其實，這方面確實缺乏客觀的評估方法，這也是妨礙東方醫學普及的最大元凶。然而，S、OH、S／OH的引進，卻使客觀的評估成爲可能。

從塞里耶（H. Selye）的泛適應症候群（參照圖3-3）來思考，就可清楚地了解，即使是同一患者的相同疾病，在人生的不同時期，患者的身體狀況也會隨著老化而不斷變化。年輕人正值體力充沛的抵抗期，隨著時光的流逝，將會進入體力下降的疲弱期。當然，這時就必須依照各自的狀況，分別採取治療方法。

我有時聽說某些癌症末期的患者，一直到去世的當天早晨，還在服用抗癌劑，像那些不去把握患者的狀況、只會依疾病名稱進行醫療的醫師，往往極易掉入這樣的陷阱之中。

武見太郎先生於晚年所倡導的「個別性的醫療」，在實踐上講求把握患者固有的身體、心理、社會、存在意義等狀況，然後就如塞里耶所說的，必須掌握患者處於哪

圖3-3　泛適應症候群（general adaptation syndrome : Selye, H.）與證

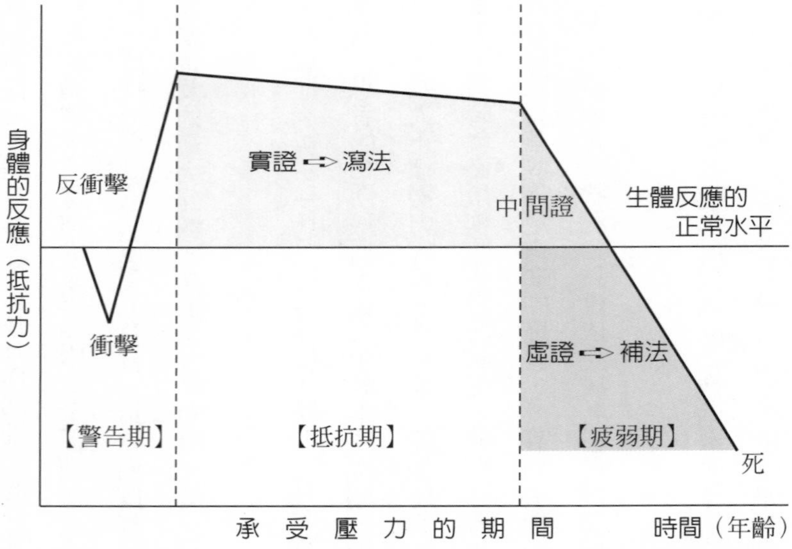

（改自塞里耶的原圖）

人一旦遭受壓力，首先會受到衝擊，不久為了抵抗壓力，身體機能就會亢進。但是，若壓力一直持續，身體在無法承受之下，就會逐漸疲弱下去。塞里耶的這個理論，若只在壓力侵犯的情況下也會成立，但是一般認為生存本身（老化）也會經歷這樣的過程。抵抗期是當身體機能亢進的時期，屬於實證，因此必須採用瀉法，然而疲弱期則是身機能低下的時期，屬於虛證期，所以有必要採用補法。

一病期，並定出詳細的治療方法，這有兩層重大的意義。後者的意義是指在東方醫學上，患者的症狀應診斷爲實證、虛證，或者是中間證。

如果在辨證上發生錯誤，治療方法將會超越患者的體力負荷，一旦失去平衡，就失去治療的意義，屆時患者反而爲副作用所苦。因此，爲了實踐個別性的醫療、安全的醫療，並非只是賦予正確的診斷名稱就罷了，還必須加上精確的「辨證」，才能把握患者的狀況，S、OH、S／OH作爲客觀的評估方法，具有重要的意義。

根據以上的敘述，S、OH、S／OH作爲全方位醫療的評估方法之一，並不只是用來評估患者的方法，我們醫師所採取的醫療方式，究竟帶給患者何種影響？也可以S、OH、S／OH作爲評估方法。

超越現代醫學盲點的智慧：補法

我想針對前述的現代醫學的盲點，再作深入的探討。現代醫學還無法克服的問題，可歸納爲以下四點：

1. 民眾對醫療的不信任感。
2. 對於半健康、半病人的診斷和治療，尚未達到完備之境。
3. 現代醫學對於器官病態因治療而產生的副作用，在預防、治療上還不夠完備。
4. 對於病入膏肓的患者（致死的病態），在治療上並不完備。

解決第1項的醫療不信任感，第2項到第4項問題自然就迎刃而解。那麼，第2項到第4項究竟有何共通之處呢？

從健康的狀態到機能的病態（半健康、半病人），主要的原因是疲勞。疲勞是體力、內環境穩定機制整體的降低。

器官的病態爲何深受副作用之苦？原因在於以瀉法爲主的治療方法（諸如化學治療、手術、放射線等的治療行爲），一旦凌駕身體的內環境穩定機制，那些符合身體某一部位的醫療行爲，就會在身體的其他部位產生違反目標的作用。這也是導致體力降低、內環境穩定機制降低的主因。

致死的病態（病入膏肓）發現於人生的臨死時刻。這也是最終的體力下降、內環境機穩定機制降低的原因。

換句話說，這三點的共通點在於患者的體力、氣力都處於虛弱（降低）的狀態（虛證）。當然，要提升這些患者的QOL，就應採用補法。

令人感到遺憾的是，現代醫學的方法之中，並沒太多可供使用的補法。另一方面，傳統的東方醫學或心身醫學則如**表3-1**所示，具有許多的補法。除了飲食、運動、睡眠等生活習慣的調整，還有身體的補法、心理的補法。採取補法，就相當於提高DHEA—S。提高DHEA—S的方法，則如**表3-2**所示。首先，希望各位能夠認知，創造健康的生活習慣，就會帶來高DHEA—S。附帶說明，根據一九九六年十月的《新聞週刊》雜誌，自從DHEA—S的效用披露之後，在美國的服用者就不斷增加，然而關於它的副作用，至今還不是很清楚。即使沒有專程去購買，如表3-2所示，還有許多提高DHEA—S的方法。

爲了避免產生誤解，我想再次強調的是，這些方法並非何者較好、何者不好的二選一問題。身體，尤其是爲了發揮人體的「向內環境穩定機制效果」（傾向於homeostasis的效果。這是指身體朝向希望的方向發展之效果），就必須在補法與瀉法

表3-1　補法與瀉法

	瀉　法	補　法
與身體機能的關連	抑制異常亢進的方法 （全體的／部分的）	使異常低下亢進的方法 （全體的／部分的）
方　法	瀉法的運用 瀉劑的使用 心理的瀉法（淨化作用）	補法的運用 補劑的使用 心理的補法（實存分析的方法）
具體的方法	有全體的瀉法、補法／部分的瀉法、補法	
	以手術摘除或瀉血 以抗癌劑殺死癌細胞 以放射線療法殺死癌細胞 以抗生物質殺死癌細胞 以止痛消炎劑抑制發炎、止痛 以遮斷法抑制 （β－凝血球蛋白H2） 心理療法、身體體能療法等（測量鈣質）	補充不足（全體／部分） 內分泌的補充療法（胰島素等 輸液、輸血 補劑：漢方方劑（十全大補湯、紅參末等） 維他命、Coenzyme Q10（輔酶）等 心理療法：實存分析的方法（產生自覺）
醫學的方法	主要是現代醫學（近代的西方醫學）	主要是傳統的東方醫學、心身醫學
以傳統的東方醫學的觀點，觀察其適用對象	實證（陽證）	虛證（陰證）
與泛適應症候群的關聯	適用於抵抗期	適用於疲弱期
評　估	現代醫學的方法	17-KS-S, QOL
比　喻	北風	太陽

兩者並非二選一的關係，而是一方面尊重患者的自律性，並掌握每位患者的全體（包括身體、心理、社會、實存等層面），由作爲專家的醫師進行評估，使身體全體都能達到平衡的狀態是很重要的。

（K. Nagata, V2, 1997）

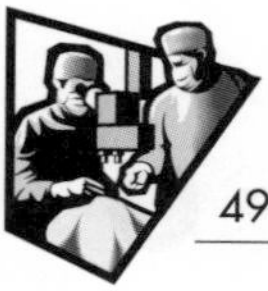

表3-2 提升DHEA-S的方法（補法）

1. 飲食（特別是早餐）
2. 運動（每週三次以下）
3. 睡眠（熟睡）
4. 補法
   A.身體的補法
   1）補劑（十全大補湯或紅參末等中藥方劑／Coenzyme Q10）的服用
   2）DHEA-S的服用
   3）舒服愉快的治療／補法的醫療器材的使用
   4）溫泉／回歸自然
   5）補法的針灸、按摩
   B.心理的補法
   1）對實存性的自覺。生存意義（責任、自由）的自覺
   2）至高無上的體驗
   3）對於自己的生命尊嚴的認識
   4）一期一會的喜悅
   5）思考「如何？」，而不是「爲什麼？」

☞ 充分的醫護
☞ 在補法和瀉法之間取得平衡

之間，取得巧妙的平衡，爲了使過度傾向於瀉法的現代醫學，更具療效而完備，我們應該融入傳統東方醫學的瀉法、補法概念。

此外，對於那些處在疲勞狀態（虛證）的患者，最有效的補法就是醫師的「態度」。巴林特將醫師的態度形容爲「良醫即良藥」，但是最能發揮其藥理效果，就是當患者處在虛證的情況下。這時醫師的態度將發揮很大的影響力。

醫師必須對身體虛弱的患者，傾注無私而偉大的愛心。瓦特金斯（J. G. Watkins）所說的「治療的自我」（醫師作爲治療者的人性）指的問題正是在此。醫師必須對患者的一切問題產生共鳴，並爲他們解決問題。這也意味著醫師對於患者的存在，產生了共鳴。如果無法達到這樣的境界，就稱不上是眞正的人間大愛。

作爲提升內環境穩定機制的方法之一，我們必須精通補法。藉由補法的引用，我們才能超越現代醫學的盲點。舉例而言，以抗癌劑作治療（瀉劑），再合併使用十全大補湯、紅參末、Coenzyme Q10等補劑，藉此減輕抗癌劑的副作用，因此而成功的例子不勝枚舉。此外，若要預防類固醇荷爾蒙（瀉劑）的副作用，採用柴苓湯（補劑）的效果也不錯。

上述的方法可提升QOL，並配合前述使17－KS－S上升的方法，這些都是經過證實的。

結合現代醫學與東方醫學

如前所述，雖然全方位醫療的實踐是以近代的西方醫學爲基礎，傳統東方醫學的引進卻是必要的，這兩者無論是在哲學、思想、理論、體系、評估方法等各個層面，都有極大的差異。

中國從建國之初，就一直打著中西合作的旗號。但是，他們在這方面的嘗試卻未必是成功的。當然，中國的許多醫院都設有中西合作科，並且不斷地嘗試錯誤。不過，若要達成劃時代的成果，或許還需要一些時間。

目前，如果要以現有的醫療資源，建立全方位醫療的規模，就必須在現代醫學中，引進傳統的東方醫學。因爲傳統東方醫學的一些方法，無論是「防治未病」的方法，或是「補法」等概念，都是近代西方醫學所缺乏的。

然而，如果只是含含糊糊地擷取，就好像勉強地將油和水混在一起。無論你如何投入，努力使兩者融合在一起，但是即使可看到一時的混合，不久仍然會產生乖離。

爲了使兩者混合在一起，是有必要條件的，就是引進使兩者混合的哲學，我所說的哲學，就是全方位醫療。我們必須在全方位醫療的體系中，對等而毫無矛盾地引進現代醫學與傳統的東方醫學。

此外，還有另一個條件，爲了使水和油混合在一起，或許肥皂（介面）是必要的。換句話說，我們應該以什麼作爲連結兩者的介面？答案是心身醫學。

心身醫學原本就是爲了打破現代醫學的壁壘而創立的。因此，充滿智慧的心身醫學先達，先將東方的思考模式，修正爲符合西方思想的形式，然後再加以融合。但是，這裡所說的東方並不是指中國、日本、韓國、台灣等東亞地區，主要是指印度。身心合一的人性觀（人的身體與心靈結合在一起的思考方式）或自律訓練法規（自己調整法：一種自我控制法）等就是從印度產生構想的。所以，印度本來就是非常接近東方醫學的地方。

最早發現這項事實的學者，就是九州大學的榮譽教授池見酉次郎先生。由於這項傑出的研究成果，他在一九九二年二月瑞士蒙特爾舉辦的「國際瑞士學會」中，成爲第一位得到最高榮譽「漢斯．塞里耶獎」的亞洲人。

第四章
醫師的態度

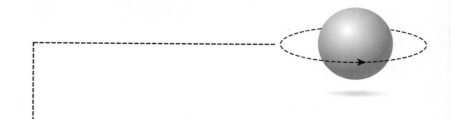

醫師—病人的關係：共鳴、同情、迎合

那麼，如前所述，爲了實踐全方位醫療，患者本身必須對身體、心理、社會（環境）、存在（意義）等產生「自覺」，然而這並不是一件容易的事。在這方面，醫師—病人關係具有極大的影響力。當我們面臨全方位醫療的實踐，醫師與病人之間的信賴關係是非常重要的。醫師對病人所付出的深切關愛，以及病人對醫師的信賴，使兩者形成了緊密的關係。

換句話說，全方位醫療是在醫師和病人互爲主體的人際關係中實踐的。所謂互爲主體的人際關係，是指醫師和病人相互尊重的對等關係。

爲了全面地理解病人，醫師對病人每天的生活（生活習慣）、成長過程、生存的意義等有關個人的情報，都有必要加以了解。平時對情報的取捨選擇（在各種情報之中，找出何者與自己的問題有關，再做取捨選擇）、情報的分析方法以及情報之間的關係、綜合、概括等，完全是門外漢的病人，除了醫療情報以外，有關患者的情報可說付之闕如，但是對於情報的分析、綜合、情報之間的關聯、與症狀（診斷名）之間

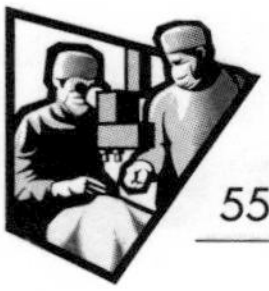

的關係、概括等，都在和專業的醫師的共同合作之中，才初步得以實現。

然而，有關患者的隱私部分，他們往往難以啓齒。因此，如果彼此沒有建立相當的信賴關係，就無法得到這方面的情報。

因此，務必建立良好的醫師—病人關係，如此才能在關鍵的問題上暢所欲言。屆時，醫師與患者將站在相同的立場上，對於患者在醫療上的問題，必須展現願意一同解決的態度。其中有醫師對病人的「共鳴」，這是彼此站在人的立場，互相認同、信賴而發展的。

必須注意的是，上述的「共鳴」，與「同情」、「迎合」是截然不同的。「共鳴」的先決條件是醫師與病人站在同一立場，「同情」則是醫師站在高處俯視病人，居下的病人對自己的立場很敏感，無法信賴高高在上的醫師。更有甚者，「迎合」則是醫師笨拙而卑屈地接受病人。在這情形下，態度笨拙的醫師也得不到患者的信任。

同情，就好像醫師想要說服病人。過去，這又稱爲「情緒治療法」（醫師以矇騙病人的方式，安撫其情緒）。巴林特則將之比喻爲「笨拙的說服法」，並認爲這種作法不科學。

也有人認爲醫師迎合病人是不可能的，然而，近年來，在醫師過剩的現象中，許多醫師爲了爭取患者而刻意討好。但是，這些醫師的態度從一開始即不在討論的範圍之內，他們已經喪失專業的（professional）自尊心。患者也早已看透了那些醫師，無論他們如何刻意迎合，也絕對不會信任他們。

何謂醫師的「態度」？

醫師與病人的相遇，往往是在醫院、診所等場合。因此，病人對於自己生命所託付的醫師是否足以勝任，也會加以判斷。醫師的能力有三大條件。

所謂能力，指的是知識、技術、態度等三者。理想的醫師就是充分具備這三者的人（表4-1）。一般而言，醫學教育、護理教育等醫療教育的目標，就是這三項。所以，這三者的平衡是很重要的。

舉例而言，如果只以知識爲優先，醫師將會把病人當作實驗動物（marmot）。技術優先主義將會陷入技術的迷思之中，這是很危險的。那些過度迎合病人的醫師，即使態度非常親切和藹，也只不過是把患者視爲萬元大鈔。知識的累積是以畢業前的教育爲主，並藉由國家考試來確認；至於技術則視畢業後的教育而定，問題的關鍵在於醫師所秉持的態度。

態度究竟是什麼呢？

態度是指符合醫師身分的人性，進一步指以此爲基礎的行爲。如前所述，巴林特曾經以「良醫即良藥」來形容醫生的態度，瓦特金斯則以「治療的自我」（醫師作爲治療者的人性）來說明態度的重要性。

表4-1 知識、技術、態度的平衡

知識	×	○	○	×	×	×	○
技術	×	×	○	○	×	○	○
態度	×	×	×	×	○	○	○
	喪失醫師的資格	甫接受國家考試的醫學生	危險！（乍看好像是名醫）	？不可能	？僞醫師	？僞醫師	理想的醫師

×：不足 ○：十分

若要舉出具體的實例，則如下所示：

1. 醫師對自己作爲醫師的意義，處於覺醒的狀態，擁有醫師的自覺，深具責任感，也就是說醫師擁有豐富的自由和彈性。
2. 醫師熟知自己的能力範圍和局限，對超出自己能力範圍的患者，必須能夠爲他介紹更適合的專家。

3. 無論面對任何病人，或遇到任何狀況，醫師都必須能夠直率地接納（包容）病人。對病人在本質上的問題，能夠和悅地接受、理解、解決問題，才能進一步支持病人，並給予病人疾病將會痊癒的保證。這種態度稱爲counseling mind。具體而言，醫師在此所扮演的角色，就好像是反映病人本身的一面鏡子，醫師和病人站在同一立場，對於病人所抱持的問題，與之攜手合作，共同尋求解決之道。在這個時候，醫師絕對不能對病人下指示，他的功能只是一面鏡子，努力使病人將自己反映出來的，因此醫師是非指示的。醫師在接觸病人時，必須使他發揮自律性，以及具備下決定的能力。所謂「非指示的」，是說病人並非在醫師的指示之下，才改變自己的行動，而是自發地對問題點產生自覺，結果將自然地走向行爲的革新。這就是從病人的自律性所產生的果斷。患者是在自己的責任感和選擇的自由之上，自己做決定的。

4. 不斷地保持平常心，接觸病人時，不被一時的情緒所左右。

5. 無論面對任何病人，或處於何種狀況，都能夠帶給病人希望。一定要有幽默的精神。

6. 在病人了解狀況前，都能詳細地說明。醫師應該以病人能夠了解的語言說明。對於病人，絕對不可以「說謊」，也不可以說出足以打擊病人的話。醫師對病人談話時，在措辭上應力求謹慎。在「說明與同意」的層面上，最近大家經常提到「知情同意」一詞，但是在說明與同意之間，彼此必須先取得共識。其實，「知情同意」在檢查、診斷、治療等一切的醫療行爲上都是必要的。

7. 談論有關患者的疾病、健康等問題。隨時取得連絡。

8. 態度良好的醫師都有一套哲學，來支持自己的醫療方式。換句話說，他們有堅定的生命觀、醫療觀、生死觀，也因而受到患者的信賴。事實上，全方位醫療法的思考方式，也是一種哲學。

9. 醫師應該不斷充實自己，千萬不可稍有懈怠。如此，才會產生治療的智慧，在治療的過程中才能夠做決定。

10. 這些態度的根本在於全方位醫療。態度的形成必定有其根基，換言之，必須以醫師對病人的共鳴爲基礎，然後才能對病人的個別特徵，作全面的理解。

11.若已熟知現代醫學的適用範圍和局限，更應該以兼容並蓄的態度，積極引進心身醫學、東方醫學。

12.大力引進能夠兼顧治療與醫護的醫學理論（參照72頁）。除了對病態模式的理解，也必須積極引進健康模式、成長模式。

13.如果和病人、家人或同事之間的溝通無礙，即可進一步推動小組醫療，並在其中展現領導能力。

14.在醫療上能夠提升患者的內環境穩定機制，並設法加強自我控制的能力。

15.能夠維持比較高的ＱＯＬ。

16.能夠保持臨床上的研究精神，對臨床上的疑問有能力作科學研究。

令人遺憾的是，對於醫師態度的建立，日本教育在這方面還做得不夠好。態度教育無法全面推展、落實的原因，主要在於教育本身的困難度，以及評估上的極大困難。就這個問題而言，確實有必要引進全方位醫療的概念。

關於態度教育，一直到現在，「從老師的背影學習」的論點仍然根深柢固，但是這並不科學。以溝通理論爲基礎的巴林特式團體作業，才是具體可行的理論，目前世界各地都有人在實踐（參照127頁）。

這些態度的形成，醫師不僅要對患者的身體、心理、社會等問題，都能有所理解，也必須對他們的生存意義產生共鳴。如果無法達到這樣的境界，就談不上眞正了解患者。

三種詢問方式

醫師和病人的巧妙溝通是理所當然的，但是這樣的溝通未必都能進行得很順利。溝通是透過交談和態度才能有所進展。

以下，我想引用一九九四年《日經Medical》和《日經Wealth》的調查（特刊「你的『一句話』是……」。《日經Wealth》第三一六號：五四—七十、一九九四年十月十日號）。

1. 對病人談話時，會特別留意措辭。如此答覆的醫師占八十二·四％。

2.由於交談而使醫生—病人的關係惡化。如此答覆的醫師占四十五・七%。

另外，

1.認爲自己的說明，應該使病人感到滿意的醫師，大約占二十六・二%。

2.認爲自己的說明，病人還算滿意的醫師，大約占五十六・二%。

3.兩者合在一起，總共是八十四・四%。

但是，如果從患者的觀點看來，又有極大的轉變。

1.對醫師的說明感到滿意。如此答覆的病人占十二・六%。

2.對醫師的說明還算滿意。如此答覆的病人占四十五・三%。

3.兩者加起來，大約有五十七・九%的患者感到滿意。但是，醫師與病人的認知，竟然有二十四・五%的差距。問題就出在這二十四・五%的數字。

還有，從這項調查，也可以看出病人很希望醫師能夠詳細說明病情，例如以下的選項：

1.藥：五十三・六%。
2.疾病：五十三・二%。
3.藥品的副作用：五十一・〇%。
4.治療方針：四十四・〇%。
5.病癒後的狀態：四十二・九%。
6.檢查結果：四十一・二%。
7.生活上的注意：三十九・一%。
8.疾病名稱：三十二・六%。

從上述各項目看來，醫師要讓病人接受之前，當然必須作充分的說明，也就是「知情同意」，而這也是建立醫師與病人之間信賴關係的基礎。

溝通時，醫師詢問病人的方式只有三種，就是開放式詢問、中立式詢問、閉鎖式詢問。

所謂開放式詢問，是指可能會出現各種答案的詢問，受訪者可以自由回答問題。例如：「今天覺得怎麼樣？」、「情況如何？」、「你的心情好嗎？」、「疼痛的情形如何？」、「到目前爲止，曾罹患過哪些疾病？」

所謂中立式詢問，是指只有一種答案的詢問方式。例如：「你在哪裡出生的？」、「今年幾歲？」、「身高大約多少？」、「從什麼時候開始疼痛的？」

所謂閉鎖式詢問，就是回答「是」或「不是」的問題。例如：「現在頭痛嗎？」、「從中午開始痛嗎？」、「昨天不痛嗎？」、「是不是抽痛？」、「晚上也會痛嗎？」

對於開放式詢問，病人可以自由回答，而不會感到痛苦或不自在；中立式詢問的答案只有一個，往往不帶感情。然而，閉鎖式詢問主要用在誘導病人回答的時候。如果接二連三地提問題，患者會覺得自己被逼問，甚至產生被攻擊的感覺。不過，愈有能力的專門醫師，愈容易採取這種方式。

若想使患者放鬆、自由自在地談話，並建立與醫師互爲主體的人際關係，最好能多採取開放式和中立式詢問，儘量避免使用閉鎖式詢問。

還有，先與患者採取適當的坐姿，從問候語開始進行對話。視線應與患者同高，然後看著患者的眼睛說話。對患者所說的話，有時要加以應和，並偶爾重複他的話，對患者的談話要表現出用心聆聽的態度，這也就是積極傾聽法的運用。這樣的溝通方式非常重要，然後再給患者陽性的回應。所謂回應，是指對於病人希望被接受的需求，醫師做出回應的行爲。（表4-2）

但是，哪一種方法能夠給予患者陽性的回應，隨患者的個性而有很大的差異，這方面確實需要多注意。

專任醫師就是「便利門診」嗎？

日本醫師會於一九九二年大力提倡專任醫師制度，以「每位國民都有專任醫師」爲標語。日本醫師會專任醫師研究會（一九九四年度厚生科學研究）開始從事「關於專任醫師功能的評估研究」，以十三都道府縣市的民眾，共計六千六百四十四人爲對象，對專任醫師進行調查，並在一九九四年五月完成報告書。

表4-2　回應的種類

回應的類型	肯定的（陽性）回應 ➪促進健康與成長	否定的（陰性）回應 ➪損害健康、妨礙成長
藉由身體接觸的表達方式	帶給身體快感的行爲 ○撫摸（愛撫） ○擁抱 ○摩擦 ○握手 ○拍肩膀	使身體感覺痛苦或不愉快的行爲 ○拍打　○毆打 ○踢　○扭打 ○體罰　○放任 ○做出令人討厭的行爲
藉由態度的表達方式	○微笑 ○重複病人的敘述 ○應和 ○溫暖的眼神 ○努力傾聽對方的談話（積極的傾聽）	○憎恨 ○忽視 ○沒反應 ○忽略 ○欺負
藉由語言的表達方式	給予心理上的安全感、激發其向上的意志 ○褒獎（認可） ○鼓勵（激勵） ○稱讚 ○信賴 ○安慰	帶來心理上的不安、不快感 ○責罵　○責備 ○非難　○反抗 ○說出令人不快的話 ○貶抑　○欺壓

回應是交流分析（TA）的術語，指人類被愛、被認同的基本需求。當醫師以態度表示對患者的接納，如以上的表格一般，可以肯定的（陽性）回應表示。但是，應該選擇什麼方法，由於每個人能夠接受的方式都不同，醫師必須選擇對方容易理解的方法。

對今後的醫療以及醫學教育應有的方向，這份報告書提出了很好的建議，因此我想稍作介紹。

首先，對於「你決定專任醫師了嗎？」的詢問，雖然有九十七・四%的民眾認同其重要性，實際上已經具體選擇專任醫師和設施的只占九・四%（**表4-3a**）。

那麼，對於「你選擇專任醫師的理由爲何？」的詢問，回答「因爲離家很近」的最多，占五十八・二%，然後依次爲「願意說明病情」（四十五・〇%）、「任何疾病都願意診斷」（三十六・三%），「値得信賴（醫術高明）」只占三十五・五%（**表4-3b**）。其中，「因爲離家很近」就占了五十%以上。

民眾選擇專任醫師的理由，以「因爲離家很近」居首，或許他們只是把專任醫師當作「便利門診」。日本人喜歡到大醫院看病，早已是眾所皆知的事實，也呈現在這個問題上。附帶一提，若與日本醫師會的調查比較，日本大眾藥工業協會所完成的「有關大眾藥的九五年消費者意識調查報告書」，其中有一個問題是「選擇藥局、藥房的理由？」調查的結果依次爲「容易交談」、「說明得很詳細」、「因爲離家很近」。

接下來，對於「你所希望的專任醫師是哪一類型的呢？」的問題，以「願意說明

表4-3b　選擇專任醫師的理由

1.因爲離家很近	58.2％
2.願意說明病情	45.0％
3.任何疾病都願意診斷	36.3％
4.能夠信賴(醫術高明)	35.5％
5.願意介紹其他醫生	29.1％
6.傾聽病人的談話	28.5％
7.隨時都可取得連繫	27.2％
8.可以談論健康、醫療方面的話題	25.0％
9.設備良好	20.5％
10.假日、門診時間之外也願意看診	18.3％
11.願意出診	11.0％

表4-3a　你決定專任醫師了嗎？

以專任醫師的條件作選擇	37.2％
以專任醫師的設施作選擇	26.8％
已經選擇專任醫師和設施：	9.4％
合計	73.4％
目前尚未決定，然而已感受到必要性	24.0％
合計	97.4％
尚未決定，同時也覺得沒有必要	2.7％
合計	100.1％

表4-3d　市民的不滿

★因爲〔「理由」－「期望」〕的差異很大

1.假日、門診時間之外也願意看診	－27.2％
2.能夠信賴(醫術高明)	－26.4％
3.隨時都可取得連繫	－25.6％
4.願意說明病情	－25.2％
5.願意介紹其他醫生	－25.0％
6.可以談論健康、醫療方面的問題	－20.2％
7.傾聽病人的談話	－14.6％
8.設備良好	－14.4％
9.願意出診	－13.2％
10.任何疾病都願意診斷	－6.6％
11.因爲離家很近	＋3.1％

表4-3c　期待的專任醫師

1.詳細說明病情	70.2％(－25.2％)
2.能夠信賴（醫術高明）	61.9％(－26.4％)
3.因爲離家很近	55.1％(＋3.1％)
4.願意介紹其他醫生	54.1％(－25.0％)
5.隨時都可取得連繫	52.8％(－25.6％)
6.假日、門診時間之外也願意看診	45.5％(－27.2％)
7.可以談論健康、醫療方面的問題	45.2％(－20.2％)
8.傾聽病人的談話	43.1％(－14.6％)
9.任何疾病都願意診斷	42.9％(－6.6％)
10.設備良好	34.9％(－14.4％)
11.願意出診	24.0％(－13.2％)

註：（　）爲「理由」－「期望」

病情」（七十・二%）居第一位，然後是「値得信賴（醫術高明）」（六十一・九%），以及「因爲很近」（五十五・一%）（**表4-3c**）。

在此，若計算「實際上，選擇專任醫師的理由」與「期待的專任醫師」之間的數字差距，將會出現很有趣的結果（**表4-3d**）。如果依差距的大小順序排列，民眾對我國的專任醫師的不滿，就浮現上來了。

以下將改變表現方式，依不滿的程度排列。

1. 「假日、門診時間之外概不看診」。
2. 「無法信賴」（醫術不精）。
3. 「無法取得連繫」。
4. 「不願作說明」。
5. 「不願意介紹其他的醫師」。
6. 「不願討論健康、醫療的相關問題」。
7. 「並未用心傾聽病人的話」。

8.「設備不良」。

9.「不願出診」。

10.「只願醫治專門的疾病」。

11.「太遠了」（相對於「因爲離家很近」）。

我們作爲醫師，不可不正視上述的問題。

看了這些項目，可以發現問題大多出在醫師的態度或溝通上。以日本來說，其實醫師的知識和技術並沒有多大的差異，問題在於態度。醫師的態度往往有極大的差異。如前所述，這包括了態度與溝通技巧、治療者的自我人格特質、對患者的全面理解、各種醫療方法的引進、醫師—病人關係等。構成態度的要素，如圖4-1所示。

今後的醫學教育，應該以培養知識、技術、態度三者均衡發展的醫師，列爲最重要的課題。但是，能夠達到上述要求的教師並不多。希望大家能夠多關心大學教師的態度教育，醫學教育的振興是值得吾人期待的。因爲唯有如此，才能恢復民眾對醫學、醫療的信任，並使醫療訴訟減少，此外，這也是促使醫療人性化的原動力。

圖4-1 何謂醫師的態度

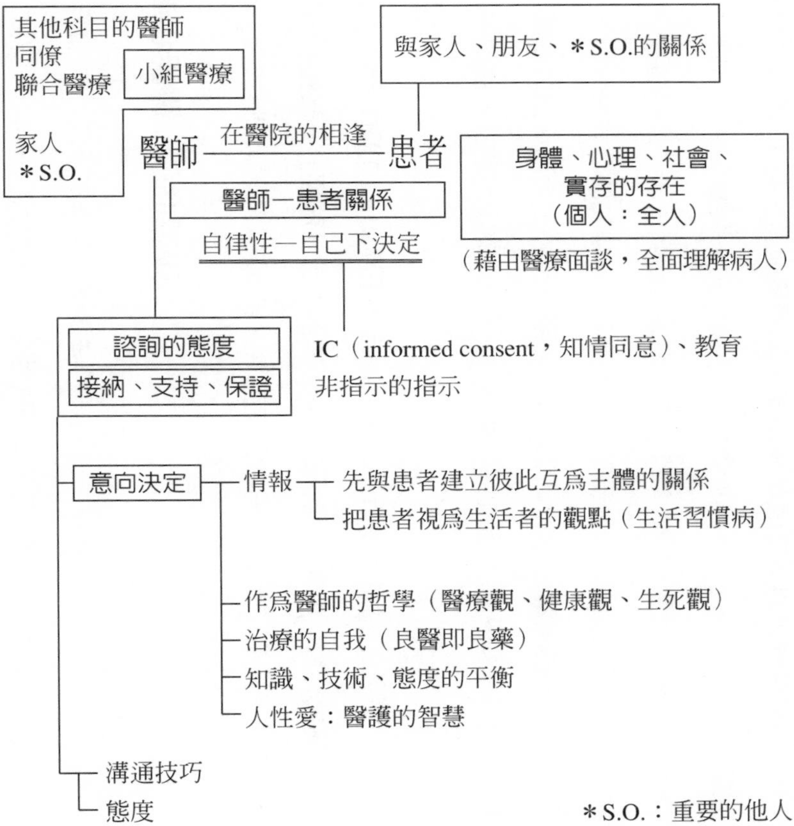
其他科目的醫師
同僚
聯合醫療
小組醫療
家人
＊S.O.
與家人、朋友、＊S.O.的關係
醫師
在醫院的相逢
患者
身體、心理、社會、
實存的存在
（個人：全人）
（藉由醫療面談，全面理解病人）
醫師─患者關係
自律性─自己下決定
IC（informed consent，知情同意）、教育
非指示的指示
諮詢的態度
接納、支持、保證
意向決定
情報
先與患者建立彼此互爲主體的關係
把患者視爲生活者的觀點（生活習慣病）
作爲醫師的哲學（醫療觀、健康觀、生死觀）
治療的自我（良醫即良藥）
知識、技術、態度的平衡
人性愛：醫護的智慧
溝通技巧
態度
＊S.O.：重要的他人

最近，在各大醫學院中增設的全方位醫療部，除了著重於知識、技術的傳授，「態度教育」（特別是溝通）應該也已經成爲主流。

治療與醫護：小組醫療

爲了具體實踐全方位醫療，我們應該尊重病人的自律性，然後除了「治療」之外，還必須追求「醫護」的可能性。「治療」與「醫護」之於醫療，就好像汽車的兩個輪胎一般（表4-4）。就此兩點而言，全方位醫療的哲學、理論和實踐，都是不可或缺的。

治療是「治癒的醫療行爲」，主要是以生病的內臟、細胞爲對象，使病人脫離病態的醫療行爲，因此，它的主體大多是醫師。然而，醫護卻是「協助的醫療行爲」，也就是隨著患者的自律性，所採取的醫療行爲。其目標在提升病人固有的QOL，醫護的主體是醫師、護士等協力醫療成員，還有家人、朋友（重要的他人），再來就是本人。醫師給予的醫護，稱爲醫療（medical care）；護士給予的醫護，稱爲看護（nursing care）；家人給予的醫護，稱爲家庭照料（family care）；本人對自己的醫

表4-4 治療與醫護

	治療（cure）	醫護（care）
對　象	生病的臟器或細胞	生病的人類全體
基本的特性	普遍性、再現性、量的、分析、科學性	個別性、質的、整合、人性的
基本醫療模式	急性病模式 解剖學（屍體模式） 生理學（實驗動物模式）	慢性病模式 全方位醫療模式 （身體、心理、社會、實存的模式）
方　法	分析的方法 形態學的方法（影像診斷） 統計學的方法	分析結果的整合 現象論的方法
目　的	臟器、細胞的治癒	QOL的提升
問題的所在	病人的臟器（細胞）	病人（身體、心理、社會、實存）與醫師或兩者之間的關係
與治療的關係	治療的量的表現	治療的質的表現
醫師—病人關係（醫病關係）	積極／被動型 或者是指導／協助型 類型化	彼此參與型 互爲主體的 （依病人的自律性）
與醫師人格的關係（醫師作為醫者的人格）	很淺	很深
行為的標準化	大多已經標準化	還有許多作法尚未標準化
醫學教育	以知識、技術爲中心	以態度爲中心 （智慧的層次）
評估方法	有（可以測試）	很少（難以測試）
同義詞	科學	藝術、人文主義

（K. Nagata, V3, 1997）

護，稱爲自我關懷（self care）。

舉例而言，擁有麻醉藥執照的醫師，才能爲癌症疼痛的患者開止痛的麻醉劑處方。此外，癌症疼痛患者的神經遮斷療法（疼痛是通過神經而感覺的，因此透過麻醉來遮斷神經，以達到鎮痛的方法）等的疼痛控制，也應該由醫師來做。還有，藥劑師所作的藥歷管理、服藥指導，也屬於醫護的一種。然而，醫療的最終目的在於患者自己的自我控制，則是無庸贅言的。

由此可見，醫護的範圍很廣，各有不同的目的。醫護的可能性是極大的。爲什麼呢？醫護是從事醫療工作的人，對病人所做的合於人性的行爲。如果他的人道關懷愈深，就愈能激發出醫護的智慧。醫護人員一旦放棄拯救患者，就難以產生智慧了。

全方位醫療也是攸關醫療的哲學（思考的立足點）、理論。

患者評估表（PEG）

所謂患者評估表（PEG, patient evaluation grid），就是當你爲患者整理各種問題，並試著理解他們的時候，將所需的基本資訊，一一整理出來的表格。這是由美國學者

表4-5 PEG（患者評估表）的原形

層 次	內 容		
	現在（現狀）	＊最近（最近所發生的事、變化）	背景（文化、習慣、體質）
身體的			
個人的（心理）			
環境的（社會）			

PEG是爲了全面理解患者而設計的問卷調查表。其特色在於從各種觀點爲患者診斷，適用於綜合而全面的診斷。根據H. Leigh & M. F. Reiser（1978）（永田勝太郎譯）。

＊所謂「最近」是指大約6個月到12個月之間。

李（H. Leigh）與萊瑟（M. F. Reiser）設計出來的（**表4-5**）。

患者評估表是實踐全方位醫療的方法之一。我們可以運用這張表格，對患者所抱持的各種問題，一方面從身體、心理、社會、存在意義上去分析，一方面則站在患者的立場，不斷地深入理解。爲了解決問題，首先，醫師就必須具有充分的情報。醫師對患者的日常生活、體質等各種情報，一定要有所了解。

在後述的巴林特醫療面談法之中，雖然不斷地收集、整理、分析、整合這些情報，但是在具體上應該著眼於哪些情報呢？這時患者評估表就是解決問題的憑藉，其要點如表4-6所示。

當然，表格上所舉的項目並非全部。希望凡是與醫療有關的醫療人員，至少都能有這種程度的認知。

當你面臨醫療的各種情形，與患者作各種交談時，並非只是說些客套話就夠了，還應探索患者爲何需要治療？舉例而言，對於患者爲什麼深爲症狀所苦的問題，無論是患者本人或負責醫療的人員，都有必要充分理解。

此外，傳統東方醫學的最大觀點即養生學，從平常的生活習慣而來的各種症狀、病理現象，都應站在患者的立場，謀求問題的解決之道。因此，如果對患者每天的日常生活、生活習慣等沒有了解，也就想不出因應的策略。

醫療品質的評估

那麼，如果以科學的觀點思考一切事物，則一定會緊接著「評估」的嚴格考驗。沒有評估就難以發展下去。

我們這些從事醫療工作的人，對於自己所作的醫療行爲，必須嚴格地加以評估。

表4-6 患者評估表：PEG（Patient Evaluation Grid）

	患者的問題	治療者的問題	醫　護
身體	主要症狀、目前的病歷、過去的病歷、家族病歷 體質、遺傳的特徵、障礙機能性病變的評估 東方醫學的評估（瘀血、水滯等） 自律神經反射（站立測驗等） 器官性病變的評估（醫療模式） 伴隨而來的的各種症狀 治療中的慢性病或合併症 老化或常用藥的影響 飲食、睡眠、排便、排尿、疼痛的狀況	器官層次、機能層次上的綜合身體評估是否可行？ 藥劑的副作用如何呢？是否能以全方位的觀點接納患者？（接納、支持、保證）	身體層次的醫護
心理	生育經歷 性格、自我認同（同一性） 自律性／依存性 自我狀態 教育、教養 對症狀的介意程度 擔心的事 心理的反應：否定、憤怒、退化、包容、憂鬱、接納、希望等 壓力狀況與壓力的因應之道 適應狀況（失感情症、失體感症） 生活習慣：興趣、嗜好、癖好、具有個人特徵的日常生活的活動 性生活、運動	能否引進醫療模式與成長模式？ 能否引進行爲科學模式？ 是否出現轉移或逆轉移呢	心理層次的醫護

（續）表4-6　患者評估表：PEG（Patient Evaluation Grid）

	患者的問題	治療者的問題	醫　　護
社會	所屬的共同社會、友誼聚會活動 職業或在辦公室所扮演的角色 在家庭或社會所扮演的角色 朋友、家庭狀況 經濟狀況 成長過程、地域特性 時代性 氣候環境	是否可能引進社會架構？ 醫師—病人關係良好嗎？	社會層次的醫護
實存	疾病在人生的定位、意義 生存價值（生存意義）、人生的充實感、希望 哲學、人生觀、世界觀、價值觀、生死觀 發現自己很被動（失感情症、失意義症、失體感症） 是否有愛的對象、是否有人肯定你的存在 宗教、信仰、開發自己潛力的興趣、志工等 是否擁有能夠發揮個人價值的事物	到達實存（存在）層次的病人理解、是否可能採取放鬆療法？	實存層次的醫護、自我控制（self control）

註：表中劃底線的部分，對QOL帶來極深遠的影響，所以必須特別注意。醫護包括醫生、護士、家人、社會、自我等層面，必須配合狀況，做出適切的選擇。

因此，首先就主觀的方法來說，爲了看出我們的治療對患者的QOL有何影響？已經開發出「QOL問卷調查表」（參照152頁），藉此檢查每位患者的QOL。此外，爲了能客觀地看出治療究竟如何影響每位患者的身體機能？如前所述，已逐漸引進尿中「17－KS－S」、「17－OHCS」、「17－KS－S／17－OHCS」。

無論是在醫院或診療所，爲了做到更廣泛的評價，全美六十二所醫院共同研究出「醫療品質」的評估方法。這是以六千四百五十五人爲對象的調查，並經由整理所得到的結果。由表4-7所示，我們的見解也加在上面。

全方位醫療法的實際運用：高木小姐的失調

高木小姐（假名，女性，二十五歲）在百貨公司工作，已經七年多了。她任職於女性服裝部（精品專櫃），在這方面早已是經驗豐富的行家。不知是她對服裝的敏銳感覺或努力，她個人的顧客不斷增加，營業額在同事之中更是名列前茅。努力終於有了回報，去年秋天，她被拔擢爲賣場的主任。

但是，從今年春天開始，她的身體狀況就不太好。

表4-7　醫療品質的評估：重要的七個項目（全美62所醫院：以6,455人爲對象所作的調查）

1. 尊重自己，珍惜自己的需求、價值觀	➪ 對個別性的尊重
2. 所有的醫療工作者都能充分掌握自己的狀態	➪ 全方位的理解
3. 對於病人檢查、入院中、出院後的狀況，應該掌握充分的訊息	➪ IC、說明
4. 在舒適、安樂的狀態下，爲病人紓解痛苦	➪ QOL、全方位醫療
5. 家人也表示關切、支持	➪ QOL、全方位醫療
6. 當病人不想讓家人和朋友參與，也應考慮其立場	➪ 對個別性的尊重
7. 爲了使病人在出院後，能夠順利適應新生活，應該使其接受地方的醫療保健服務	➪ 地域醫療

（IC是指informed consent，知情同意）

早上一起床，就覺得不太舒服，腹部也會發痛，有時還會嘔吐。在上班的電車之中，也曾經臉色蒼白而跪倒。她也時常感到頭暈目眩，或站立時眼冒金星。在公司也提不起精神。雖然她想鞭策自己振作起來，卻心有餘而力不足。她有一種筋疲力盡的感覺。此外，她連晚上也睡得不好。於是，她就前往藥局求助，並飲用了各式各樣的口服液。然而，效果都只是一時的。

當然，她也去公司的特約診所看過病。檢查之後並未發現異常，她就在診所醫師的介紹下，前往大學附屬醫院接受門診。她在那裡作了許多檢查，包括血液、尿、糞便，還有心電圖、X光、胃部的檢查。但是，檢查的結果是完全正常。她認爲不應該會是這種結果，就執拗地詢問醫師，但是醫師卻沉著臉說：「檢查的結果就是任何器官都沒有異狀。妳有一點神經質，或許是心理作用吧！」

她聽了醫師的這一番話，心中煩惱極了，「眞奇怪，不可能是這樣。絕對不是心理作用之類的。我身體狀況確實不好，但是，醫師卻說沒有任何異常。爲什麼會沒有異常？我的身體究竟是怎麼了？爲什麼身體狀況會變得這麼差？」

公司的主管甚至對她說道：「去醫院檢查並沒有什麼毛病吧？那麼，就是工作倦怠症。妳要振作一點！」高木在其他的同事面前被怒斥，覺得既懊惱又悲傷。

從此以後，她就開始doctor shopping（看醫生）。很幸運地，百貨公司的假日都是在週一到週五，所以她每逢休假，就一一去看內科、耳鼻喉科、精神科、腦外科的門診。但是，無論她去哪裡看病，結論都是沒有異常。最後，她才覺得或許眞的是「心理作用」，換句話說，她也認爲自己變得奇怪了。

家鄉的母親很擔心女兒，於是在母親的推薦之下，高木小姐開始到我們這裡看門診。母親只是單純認爲病態若是心理作用，應該就是心療內科的範圍。

如何面對機能上的病態

在我們心療內科，有許多像高木小姐這樣的患者，進行各種檢查之後，即使沒有發現異狀，還是有許多人因無法消除症狀而前來。

這些病人的症狀，就如先前診斷的醫師所說，果眞只是「心理作用」嗎？

所謂「心理作用」，究竟意味著什麼呢？

斷定這是「心理作用」的醫師，究竟意味著什麼呢？或許，高木小姐的各種症狀，應該是精神上的因素所導致。但是，果眞是這樣嗎？精神上的某些因素，確實會導致站立暈眩、頭昏眼花和疲勞感。然而，在下結論之前，其先決條件應該是作好詳細的身體診斷。

我們這些想要實踐全方位醫療的醫師，應該以何種方式，才能診斷、治療上述患者的症狀呢？

如何正確理解這些病人的狀態，再進一步接受、診斷他們呢？這都是極大的問題。

如高木小姐一般，活在現代社會前端的人之中，有許多對自己所置身的社會環境，只想要努力去適應，往往很容易忽視自己的感情、身體感覺等個人問題。換句話說，現代人只想在自己所處的狀況中成功，被這個欲望所束縛，對於自己的心理、身體的自覺，甚至連生存意義都遺忘了，一心想要適應這個社會。人對社會的過度適應，就是因此而產生的。也就是說，最初並沒有意識到這是病態，隨著狀況的發展，症狀愈來愈強，最後無法再適應下去。有的甚至在發覺時，已經來不及了。本書一開始所介紹的上班族，他的症狀就是最好的例子，可說是猝死的典型實例。

在初期的階段，首先形成的是機能的病態。換句話說，也就是疾病的萌芽。爲了迅速摘除這個芽，關鍵在於未病的預防與治療。在這個階段，由於病態尚未確定，以現代醫學很難診斷出來。

因此如前所述，我們引進和現代醫學不同的診斷方法，也就是東方醫學和心身醫學的診斷方法。

如果以傳統的東方醫學爲高木小姐診察，可以發現她的特徵爲虛證、瘀血、水滯、氣鬱。

所謂虛證，表示體力的降低。如前所述，瘀血主要是血液循環的不良，水滯是細胞間液體的停滯，氣鬱則顯示處於憂鬱的狀態。整體而言，這些症狀告訴我們高木小姐的內環境穩定機制低下。

高木小姐在心身醫學上的診斷，爲對公司的過度適應，結果陷於失體感症、失感情症、失意義症。何謂失體感症、失意義症，我在前面已經介紹過，在充滿壓力的環境中過度適應，將會對自己的身體感覺、感情變化逐漸變得遲鈍，這也是現代人的寫照。所謂的失意義症，是指最後甚至喪失自己的生存意義的狀態。

現代人的特有的傾向，在高木小姐身上也看得到。

高木小姐已經疲憊極了，她在公司不斷地努力工作，正是疲勞的原因。經過仔細的詢問，她自從去年秋天晉升爲主任之後，就沒有休息過一天，每天的生活都充滿了工作。睡眠也是一天只有四至五小時，晚上連睡覺都在關心工作的事，有時會突然醒過來。

還有，她下班一回家，經常沒有吃飯，立即就倒在床上，但是卻睡得不太好。她不斷地處於緊張的狀態中，沒有絲毫的放鬆，就這樣過了一天又一天。即使用餐也是毫無味道，不吃又怕會倒下去，在不得已的情況下，才吃東西的。因此，我們斷定她在心因反應上，有強烈的憂鬱反應。

另外，若觀察謝隆的站立測驗中的血液循環反應，可看出患者除了本態性低血壓之外，她在採取立位之後，血壓雖然急遽上升，其後血壓又變得比臥位（睡眠狀態）時還低，也就是說患者有站立性低血壓的傾向。這表示從臥位到立位的體位變換過程中，伴隨著極大的緊張，其後，血壓一直降低，則意味著緊張無法持續的極度疲勞狀態（附帶一提，所謂謝隆的站立測驗，是指在臥位保持安靜之後，再以自己的意志站起來，藉此觀察其間的血壓或血液循環的變動之臨床檢查。這是觀察體位變換爲立位之後，身體有何反應的一種自律神經反應測試。）此外，她在那時的KSG（柯洛多可夫音圖：參照191頁），都呈現出虛血型，顯示體力十分低下。此外，初診時尿中的17—KS—S爲二十八（正常值爲一〇〇），這也顯示出極端的低值；17—OHCS爲二〇五（正常值爲一〇〇），這卻顯示出異常高值；至於17—KS—S／17—OHCS則爲十三．七（正常值爲一〇〇）。由此可見，高木小姐處於非常高的壓力狀態，身體的內環境穩定機制機能也很低，顯示她完全無法抵抗所承受的壓力（圖4-2）。這些

圖4-2　高木小姐的KSG（柯洛多可夫音圖）

臥　位	採取立位後的測試	立位10分後
ID-NO........0000	ID-NO........0000	ID-NO........0000
DATE.........96/09/10	DATE.........96/09/10	DATE.........96/09/10
TIME............10:24	TIME............10:28	TIME............10:34
SYSTOLIC.......096	SYSTOLIC.......102	SYSTOLIC.......094
MEANPRESS.........074	MEANPRESS.........088	MEANPRESS.........089
DIASTOLIC......062	DIASTOLIC......080	DIASTOLIC......086
PULSE/MIN......100	PULSE/MIN......117	PULSE/MIN......123
----[100%]-----	----[100%]-----	----[100%]-----
108	102 061	099
104	096	096
100	094 053	094 056
096 078	091 048	091 030▸
093 088	088 020	088 047
089 060	085 019▸	086 047
086 063	082 013	083
082 061	080 010	081
079 060	077	078
077 052	075	076
074 038		073
071 031▸		071
068 025		
065 020		
062 016		
060		
058		

每一項測試都顯示出KSG爲虛血型（Ｉ型）

資料足以斷定高木小姐她的症狀，就是東方醫學中的虛證。

還有，根據QOL問卷調查（參照152頁）所作的檢查，她的QOL也受到極大的妨礙。（圖4-3）

高木小姐所抱持的問題

如上所述，即使現代醫學看來沒有任何異常，以傳統東方醫學和心身醫學的方法卻能發現異常，並可作詳細的診斷。其中，還可發現治療的線索。

圖4-3 高木小姐的QOL（圖表愈靠近內側就愈嚴重）

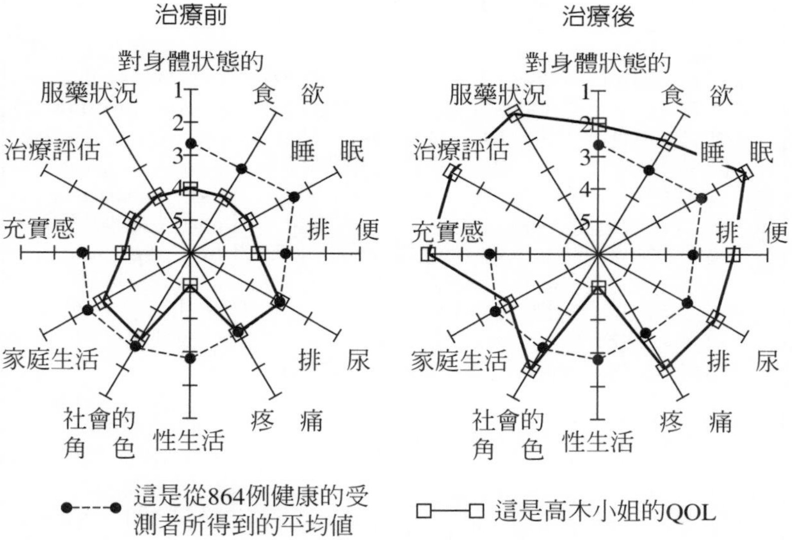

對於高木小姐，實際上我們試著作了一張患者評估表（PEG）（表4-8）

首先，以身體的問題來看，她是二十九歲的女性，身高一六〇公分，體重四十八公斤，體形相當瘦弱。主要症狀是身心的失調，包括沒有元氣、疲勞感、飲用口服劑也沒有效果、早上的起床狀況不良、早晨腹痛、失神發作（上班途中）、頭昏眼花、站立暈眩、睡眠狀況不良等。原本就屬於低血壓體質，中學時，曾

表4-8　高木小姐的患者評估表（PEG）

<table>
<tr><th></th><th>問　題　點</th><th>對　　應</th></tr>
<tr><td>身體的問題</td><td>29歲，女性，瘦弱
身心失調：沒有精神、疲勞感、服用口服液也沒效果、早上起床狀況不良、早晨的腹痛、精神恍惚發作（上班途中）、頭暈目眩、站立暈眩、睡眠品質不良、頭痛（經常服用頭痛藥）、食欲降低（早餐無法進食）、睡眠障礙、便秘
東方醫學的觀念：虛證、氣鬱、瘀血、水滯
謝隆的站立測驗：本態性低血壓兼站立性低血壓傾向，站立之後的心臟機能降低➪血行動態不良症候群（低血應型），KSG：虛血型
器官性病變：無
固有的疾病、合併症（治療中的慢性疾病）：無</td><td rowspan="2">血行動態不良症候群（低反應群）的治療➪Amejiniumu 20 mg、Coenzyme Q10 30mg、Surupiraito 150 mg、Buromazepamu 6 mg、加味歸脾湯萃取液7.5g
診斷書➪休養
察知自己的瘀血、水滯狀況

為了產了自覺而記錄的日記、鏡子
生活習慣的調整：開始規律地進食（尤其是早餐）、早睡早起、不再加班、不把工作帶到家中、避免和人交往、開始休假、注重睡眠品質、聆聽音樂、洗澡時冥想、和「小黑」玩。</td></tr>
<tr><td>心理的問題</td><td>成長經歷：工作狂的父親、勞碌命的母親
教養：非常嚴格、「一生懸命」
性格：穩重、過度適應、自律
教育：以優異的成績，畢業自某私立大學的國文系
生活習慣：平時上班先搭乘電車40分鐘，再步行10分鐘
對身體的不安：大
神經質的性格傾向：無
擔心的事：身體、工作
壓力狀況：很強，處於慢性的緊張感之中
職業狀況：擔任賣場的主任
適應情形：過度適應狀態、失感情症、失體感症、失意義症
被上司批評態度懶散，因而深感沮喪➪憂鬱反應
興趣：閱讀　嗜好：咖啡　戀人：無
性生活：無　運動：無</td></tr>
</table>

（續）表4-8 高木小姐的患者評估表（PEG）

	問題點	對應
社會的問題	住宅：住於郊外的安靜新興住宅區 雙親：健在（已退休） 妹妹：OL 職場：被拔擢爲百貨公司的女性服裝部主任 上司的考核：非常嚴格 朋友：雖然有很多朋友，但卻沒有機會見面	
實存的問題	疾病的人生的定位、意義：大 ➪ 人生的充實感、希望的喪失 人生觀、世界觀、價值觀：並無特別值得注意之處 愛的對象：愛犬「小黑」 宗教、信仰：沒有特別的的信仰	

經在朝會中昏倒。以家族病歷而言，母親也是低血壓。因此，體質、遺傳上的特徵爲低血壓。以目前的病歷而言，自從她被拔擢爲賣場主任，症狀就很明顯地呈現出來。以器官的病變而言，則如產業醫師所指出的，並沒有發現應該特別一提的病變。但是，在機能的病變上，可確認的是血液循環不良症候群（低反應型），以及取立位之後，心臟機能的降低，還有在東方醫學上則可確認虛證、氣鬱、瘀血、水滯。伴隨而來的諸症狀，則是一些原因不明的不快感，不過尚未演變成器官的病態。並沒有宿疾、合併症（治療中的慢性疾患）等。

接下來，我想試著分析高木小姐的心理問題。

以每天的生活（生活習慣）而言，她早上無法進食，食欲全面下降；睡眠也有障礙，難以入睡、淺眠，整體而言，她的睡眠不足。排便則是經常便秘，雖然排尿沒有什麼障礙，偶爾會覺得頭痛，手提包裡總是放著頭痛藥。常用的藥物是頭痛藥和胃腸藥。

以成長經歷而言，她是在雙親的呵護之下長大的，不過父親是個工作狂，整天埋首於工作。她在小時候，從來沒有和父親一起玩的念頭。父親的座右銘是「努力工作」。母親由衷地尊重這樣的丈夫，她的口頭禪是「我們家的爸爸很偉大」。母親很溫柔，但是她也是勞碌命，總是不停地工作。她雖然只有一個妹妹，兩人可說是無所不談。

父母親的管教很嚴格，她們如果做事不認眞，就會被叱責。同時也很注意與人的應對，以及和鄰居的交往。自我認同危機（identity crisis）是發生在中學時代，但是她的反抗期並不致過於激烈。她的性格很穩定，經常過度勉強自己適應環境，而且非常自律。在教育方面，她以優異的成績，從某私立大學的國文系畢業。她對症狀相當在意，一直搞不清楚自己的身體究竟怎麼回事？她並沒有神經質的性格傾向。她最擔心的是自己的身體，再來就是工作。此外，她的心理反應顯然處於憂鬱狀態。這是由於在這樣的狀態中，她絲毫看不出任何希望。壓力狀況也呈現出強烈的反應，可見她正處於慢性的緊張感之中。雖然她已經拚命地工作，仍然被主管批評爲散慢、怠惰，爲此而深感氣餒。她處理壓力的方式很笨拙，陷入對社會的過度適應之中，進而導致失感情症、失體感症、失意義症。在生活習慣方面，她的興趣頂多只是讀書，嗜好則是品嚐咖啡之類的。此外，她目前沒有情人，所以也沒有性生活，已經有許多年都沒有做運動了。

再來，我們將思考的是社會問題。

她的住宅位於郊外的新興社區。平時也和鄰居適度交往，這方面並沒有太大的問題。至於上、下班的交通情形，搭電車大約要四十分鐘，然後再步行十分鐘就到了。她的職業、在職場的工作角色則如前文所述。家庭狀況是雙親健在。父親已經退休，與母親在家中生活。妹妹也在工作了（ＯＬ），每天通車上班。她的朋友以大學、高中時代的同學居多，但是這陣子太忙了，很少有機會見面。

那麼，實存的問題又是何種狀態呢？這與生存意義有極大的關係。

疾病在高木小姐的人生中的定位，意義十分重大，這甚至會使她失去人生意義（生存的意義），人生的充實感、希望。她的人生觀、世界觀、價值觀並沒有特別與眾不同之處，可說是很典型的日本人。高木小姐所疼愛的對象是愛犬「小黑」，如果有多餘的時間，她就經常帶牠去散步。此外，她並沒有宗教信仰。

運用上述的患者評估表（PEG），在進行治療的過程中，應該怎麼做才好呢？在全方位醫療的架構中，患者評估表應該如何活用於治療？

我將以高木小姐的治療步驟為例。

第一階段，就是以低血壓為基礎的血液循環不良症候群（低反應群）的治療，這有必要從休養與藥物治療著手。

首先，談到血液循環不良症候群（低反應群）的治療，為了改善症狀，必須使病人服藥。為了達到治療的目的，而使用升壓劑Amejiniumu（音譯）二〇mg／日，Coenzyme Q10三〇mg／日。為了改善輕度的憂鬱反應，而使用Surupiraito（音譯）一五〇mg／日，另外以Buromazepamu六mg／日，使病人消除不安，放鬆心情。

然後再參酌傳統東方醫學的作法，採用中藥方劑（驅瘀血劑、補劑）中的加味歸脾湯萃取液七・五g／日。

除了這個處方之外，並使高木小姐充分休息。我開出診斷書，上面註明必須休養一個月。

第二階段，使她對自己身體的問題產生自覺。

爲了使她回顧自己的生活習慣，並產生自覺，我們督促她寫日記，注意自己每天的生活。此外，還教她如何藉由照鏡子，察知自己的瘀血、水滯狀況（參照169頁），並將結果寫在日記上。然後再更進一步使她親自體驗到休息的必要性。這樣做下來的結果，高木小姐終於了解到自己的生活習慣是多麼具有破壞性。

第三階段是自我控制。

非常值得慶幸的是，高木小姐休養一個月後，就完全恢復精神，爲了不再陷於相同的症狀，她甚至已經學會該如何調整生活習慣（行爲革新）。

具體而言，我們決定了以下的作法。儘量不要加班，也不要把工作帶回家裡，飲食要規律地攝取（特別是早餐），晚上最好早點就寢，同時儘量不要和公司的人交往，休假雖然不定期，由於每週有兩次，每逢假日就熟睡到中午，如果有多餘的時間，不妨去聽聽喜歡的音樂，日記要繼續寫下去，洗澡時不妨長時間浸泡或作冥想，並增加和「小黑」遊玩的時間。

結果，已經過了一年，高木小姐不僅維護了身心健康，而且也過得很好。

第五章
致死病態的醫療

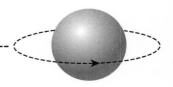

對於「爲時已晚」的狀態，我們在進行醫療時，絕不可輕易放棄。這就是末期醫療（terminal care）的精神所在。

在本質上，治療與醫護是不同的醫療理論。但是，如前面所述，無論在任何情況下，都不可忘記醫療是由車子的兩個輪子構成的，所以必須兩者兼顧。

另一方面，末期醫療在醫療上，象徵著醫療品質的提供。

不過，在這方面的必要條件就是生命的量也要得到保障。在今日如此混亂的醫療界，末期醫療是非常重要的課題。但是，雖然早已有人大聲呼籲其必要性，可惜至今仍未普及。這和整個醫療體系有關，原因在於末期醫療的哲學（治療者、患者、各自的生命觀、生死觀、醫療觀）、理論、評估方法（調查）等至今仍付之闕如。

末期醫療的實存分析療法與其背景

心身醫學的方法之一爲「實存分析療法」（logo therapy，使病人對生存意義產生自覺，在活著的過程中，逐漸發現價值的心理療法）。「生命回顧訪談」（life review interview）就是它的具體運用之一。根據「實存分析療法」進行醫療，我們曾經遇到一些例子，有些病人爲了克服末期癌症或神經疑難症，而創造了嶄新的人生。他們的共通點是執拗、固執，卻能放棄成見，轉變爲「柔順而堅強」的人。

但是，生活方式的轉變絕非偶然發生（絕對不是奇蹟）。同時，也不是光靠心理療法就會產生這樣的結果。

有關食欲、睡眠、疼痛管理等方面的醫療，生命品質（ＱＯＬ）的保證爲必要條件。這都是補藥的運用和心理建設（實存分析療法）所帶來的成果。治療小組必須同心協力，爲病人解決問題。

還有，再加上醫療人員或家人的全方位醫護，每個患者都能得到實存的體驗（接觸豐饒的大自然、感受與人相遇的喜悅、心存感激的至高無上體驗，還有在經歷各種悲喜的體驗之後，對周圍的人或環境能夠以更積極的態度去應對），才可能做到生活方式的轉換（這稱爲實存的態度改變）。

在此爲了確保高度的ＱＯＬ，必須從食欲、疼痛管理開始做起。「應該如何計畫飲食？」是很重要的。這是只有家人才做得到的醫療。

這種涵蓋性廣的醫療以病人爲中心，當家人與醫院成爲一體時才可能實現。結果，被診斷已達末期（terminal）的病人，竟然創造出極高的QOL，有時甚至會看到癌症的自然消失。

一切負責醫療的人（cure keeper）都應該對邱吉爾首相所說的「我絕不放棄」，以及庫普拉．羅絲博士所說的「人在臨終之前的瞬間，都有成長的可能」有所體認，並尊重患者的自律性，在進行醫療時務必帶給病人希望。

死與死亡的過程，對人而言是最大的壓力。人對死亡的反應（因應壓力的方式）包括「戰鬥」、「逃避」、「反應過度」、「從病」（與疾病共生）。最符合人性的行動就是「從病」。所謂「從病」，並不只是順從疾病，表面上好像任疾病擺佈，其實是以堅強的意志使疾病屈服。

尊嚴的死和死亡的過程，具有重要的生存意義，是從自己和他人的認可才展開的。「生命回顧訪談」就是實現的方法之一（參照215頁）。

全方位醫療融合了現代醫學、心身醫學、東方醫學，而且三者互爲主體，由於致死病態的醫療，屬於疾病的末期，非常適用於全方位醫療。所謂hospice（收容所，在此指末期病人的收容所），並不只是指有形的建築物。當每一位醫師對末期患者付出溫暖的愛，爲病人的醫療而絞盡腦汁，這時我們每個人都成爲hospice。我們絕對不要忘了「Hospice in my mind !」（收容所在我心中）的氣概。

克服癌症的老太太

八十三歲的繁子，是一位到處可見的典型日本老太太。

某年冬天，這位繁子不僅頭部、肩膀劇烈疼痛，還產生激烈的咳嗽。

診斷的結果爲唾液腺癌，同時癌細胞已移轉至肺部。她的右顎下方有直徑四公分的腫瘤，已經陷入下顎骨，甚至還滲透至頸部的血管。這樣應該會很痛。另外，肺部還有直徑大約六公分、難以計算的轉移巢。在這情形下，應該會經常咳嗽。

某大學醫院的專門醫師嘆了一口氣，對病人的家屬宣告爲時已晚，病人只剩下三個月的生命。

繁子的頑固是有名的。她年紀輕輕，就因爲戰爭而失去丈夫，一手將三個女兒撫養長大。可惜的是，她的次女是先天的身體殘障者。爲了照顧次女，繁子卯足了全力。她絕不假他人之手，一直親自看顧這個可愛的孩子。當繁子接到丈夫戰死的消息時，強忍著眼淚，後來還在丈夫的墓前發誓。

「我會負起責任，使三個女兒長大成人。對身體殘障的老二，我一定會照顧她到最後一刻！請你在那裡等我吧！」

爲了遵守與丈夫的約定，繁子從未讓次女住院，一直在家中照顧她。無論如何，她都不會出遠門。因此，繁子從未搭乘過新幹線或飛機。即使其他兩個女兒都願意爲她照顧次女，頑固的繁子卻從未答應。

「如果交給別人，我就對不起死去的丈夫。這個女兒，我會一直照顧她到死爲止！」

所以，繁子對自己生病一事深感懊惱。她愈是感到懊惱，就愈覺得疼痛。

在門診時，繁子曾對我說。

「醫師，痛得受不了，請你幫助我，因爲我還不想死！」

令人感到慶幸的是，繁子下顎的劇烈疼痛，施以簡單的神經遮斷（神經鞘內注射），症狀就緩和了。由於癌細胞已經移轉了，並不適合動手術，同時早已過了採用抗癌劑或放射線法的時期。也就是說，已經進入「病入膏肓」的狀態。

我爲她開了補藥的處方，包括十全大補湯萃取液七・五g／日、紅參末三・○g／日、Coenzyme Q10三○mg／日。

那時候，繁子住在北海的弟弟去世了。

「醫師，發生了一件令人困擾的事，我的弟弟去世了。」

「弟弟，他住在哪裡？」

「札幌。」

「那麼，妳必須去參加葬禮。」

「嗯，已經好幾十年沒有見面了。我病成這樣還能去嗎？」

「妳當然可以去，最好能搭飛機去。」

「醫師，我從來沒有搭過飛機，也沒有坐過新幹線。」

「咦！」

這時她才第一次告訴我有關次女、家人和丈夫的事。

「繁子，妳最好還是搭飛機。我有一位朋友住在札幌，他也是醫生，如果有任何困擾，不妨過去找他。」我寫了一封介紹信，然後交給她。

「醫師，我想到照顧次女的問題，該怎麼辦呢？」

「可否暫時寄住在大女兒家？」

「我從來沒有做過這樣的事。」

「為什麼？」

「我和死去的丈夫有過約定。我一定要親自照顧她。」

「若是這樣，妳就不能去札幌了。」

「所以，我才覺得很困擾……。」

「就讓她暫時住在長女家裡吧！她應該不會受到嫌棄的。」

我們談過之後，最後繁子還是把次女交給大女兒，然後懷著不安的心情，踏上前往札幌的旅程。

第二週，繁子面帶笑容，心情愉悅地前來門診。

「醫師，這是禮物。」她送給我一盒牛奶糖。

「情況還好吧！札幌如何呢？」

「醫師，太棒了！這裡（東京）可能因梅雨季而不停下雨，札幌卻是清爽宜人，另外飛機也很驚人。飛過津輕海峽時，我一直從窗邊眺望，看到了浪頭的衝擊！在那麼高的天空上飛，竟然還看得到浪頭！一到北海道，放眼望去是一片廣闊的和麥田，那就像人們所說的麥田，麥穗是金黃色的，眞是美極了！」

繁子爲了參加葬禮，才首度搭乘飛機。初春，北海道的天空被霞光染紅，繁子在飛機上看了也爲之心蕩神馳。說著她的眼睛看著遠方，簡直就像少女一般。

「繁子，妳去參加葬禮了，情況如何呢？」

「弟弟的去世是沒有辦法的事。」

「咦，爲什麼？」

「年紀大了。」

這是多麼奇怪的回答？繁子似乎認爲自己是不死之身。當然，她對自己的病情非常了解。

「那麼，妳女兒怎麼了？」

「是的，我覺得很驚訝。我一到羽田機場，就急忙搭計程車到大女兒家。那時正好是吃晚飯的時間，我眞是太驚訝了。我們兩人一起吃晚飯時，她從來沒有笑過。但是，那天在大女兒家中，她卻能與家人相處融洽，還不時喃喃自語，看起來很快樂的樣子，同時也很愉快地吃晚餐……。醫師，看來我的想法是錯了。我過度保護這個次女，以至於無論是自己或次女的人生，都變得太過乏味!?」

繁子接觸了北海道的大自然，在長女家人的照顧下次女所流露的笑容。還有，次女因爲周圍各種事物的刺激，而變得更有生氣，她也察覺到了。

然後，她開始反省。她覺得自己一直過度保護次女，結果，不僅使女兒的居住環境愈來愈狹窄，也使自己的人生變得很乏味。

繁子開始改變了。她活到八十三歲，卻變得更加柔順而堅強，眞令人感到驚訝。

三週後的某一天，她自己提出住院的要求。

「醫師，我想讓次女也看看北海道的景色。所以，我想儘快恢復健康。爲了達到這個願望，我什麼都願意做！」繁子已經有了新的人生目標。

住院之後，以神經遮斷療法止痛，並藉補藥改善全身的狀態，採取「生命回顧訪談」等的實存分析療法，以及溫泉療法（一天洗兩次溫泉以放鬆身體）。

結果，發生了奇蹟般的現象。

繁子下顎的腫瘤變小了，癌細胞在肺部的移轉也停止了。好像在唬人一般，連疼痛和咳嗽等症狀都消失了。三個月後，繁子準備出院時，她的體重竟然增加了四公斤。最明顯的是，她變得很開朗，成爲經常面帶笑容的老太太。

專門醫師宣告繁子只剩三個月的時間，但是她的生命又延續了八年。同時，她這段時間也並不是在病榻上度過，而是在家人的環繞下，每天過著充滿歡笑和生命意義的日子。當然，她還帶次女前往北海道一遊。

後來，在八年後春季的某一天，繁子靜靜地前往遙遠的天國。

我收到大女兒的來信。

「……去世的前一天，母親只在碗裡留下一粒米。……」

補藥使她的食欲維持到最後一刻，繁子並未因疼痛而感到痛苦，換句話說，那是大往生。

附帶一提，依照繁子的遺言，她的遺體在大學中解剖。

繁子的案例絕對不是奇蹟。相同的例症，我已經看過數十個了。前面提到的末期醫療的實存分析療法與其背景，我從這些病人身上學到了很多。我由衷感謝他們。

第六章
爲什麼需要新醫學？
——新典範的創造

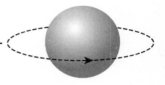

日本人的智慧泉源

明治時代以前，日本人從印度、中國、韓國等亞洲各國，學習到各種事物，明治時代以後，又借用美國、德國等歐美先進國的智慧，而逐步建立出今日的繁榮。日本人的平均壽命的延長，如實地反映了這個事實。

由於向各國借用了豐富的資訊，日本人在創意設計上也累積了可觀的成果。然而，今後若要在國際社會中繼續生存下去，相對地，對於歐美、中國等過去一直讓我們受惠的各國，還有正在發展的開發中國家，日本應該認眞思考能夠做出什麼樣的貢獻，如果無法眞正付諸行動，或許就會跟不上先進國的腳步，而成爲落後的國家。我們現在正朝向二十一世紀邁進，必須思考能夠以何種方式回饋世界。

明治初期在東京大學醫學部的前身——東校，從德國到日本教授醫學的貝爾茲博士，在即將離開日本時，於橫濱的交易所舉行演講，他提出強烈的批判：「日本人很擅長摘取樹木的果實，但是卻不會去種植、培育樹木。」

這個不受歡迎的傳統至今還存在。在科學技術的一切層面，日本人在國際上普遍被認爲缺乏原創力。爲了擺脫「只會模仿的日本人」的譏諷，我們應該如何向世界展現日本的特性呢？

我們都是醫療工作者。透過醫療，能對世界做出什麼貢獻呢？我們必須認眞思考這個問題，雖然日本已經躋身世界先進國之列，但是醫療界至今仍一味思考如何向歐美學習。其實，我們應該設法展現自己的特色。

從國際的視野，或國際交流的經驗看來，我們的成就在打出「全方位醫療」的全新思考方式。前面幾章，我一直在闡述「全方位醫療」的概要，以下將詳細說明這種思考方式的產生背景和形成條件。在全方位醫療的推廣之中，我們日本人能夠透過醫療，對世界作出極大的貢獻。此外，也可感受到必須有所作爲的責任和義務。

新醫學的方向：分析與綜合

現代醫學對於人類的健康，以及醫療問題的解決有極大的貢獻。現在，甚至進步到能以DNA解析病因。

我們在學生時代曾經學過，作爲生命維持機構的內環境穩定機制（homeostasis）

包括了免疫系統、內分泌系統、自律神經系統。這樣的教育傳統至今在醫學院的教育中仍然延續著。教育在目前雖然已被縱向切割，但是在研究面，卻呈現出嶄新的面貌。換句話說，包括神經免疫學、神經內分泌免疫學等複合體系的研究（內環境穩定機制的相互關係之複合研究），已經逐漸有了成果。然而，今後除了分析之外，同時也有必要引進綜合的理論。否則，像人類這樣的複合體系（複雜體系），將無法加以理解，從生命倫理的觀點看來，要將許多科學技術的成果，毫不勉強地反映在病患的身上，事實上是很困難的。

醫療界的現實

近來，醫療界接二連三地發生了各種問題。

醫療費的高漲，以及隨之而來的醫療費的失策、醫療保險中個人負擔額的增加、腦死、內臟和器官的移植、安樂死、藥品的副作用而造成的死亡、老人問題、住宅醫療、看護等，累積了許多的問題。對於這些問題，我們必須一一去面對，並且找出明確的解決之道。

舉例而言，前一章所敘述的末期醫療，它的必要性早已被大聲疾呼，不過令人覺得可惜的是，一直到今天仍然無法普及。這是爲什麼呢？

或許最大的原因就是，醫療人員和民眾兩方面都對醫療哲學缺乏認知，具體而言，包括了生命觀、生死觀、醫療觀，以及用於實踐上述目標的理論、評估方法等。

逸見政孝因癌症而去世，已經有一段時間了。這位超人氣的節目主持人，親自向大眾宣告得了癌症，他與癌症搏鬥的精神，告訴我們在人生的最後階段，提高生命品質（QOL）是多麼重要的事。

但是，我覺得日本的醫療界，似乎是由技術和知識所主導。所謂治療，首要任務在於拯救生命，再進一步則是如逸見政孝所實踐的，致力於生命品質的提高。爲了能夠達到這個目標，必須活用醫師的技術和知識。醫生的態度是以「對生命的敬畏」爲基本，換言之，醫學思想必須從這裡出發。我們甚至可以說哲學或醫學思想的問題，正是攸關人類生命最本質上的問題。一九九七年，神戶發生了一件悲慘的小學生連續殺人事件，其根本在於我們缺乏基本的生命教育，也就是「對生命的敬畏」。

在這樣的風潮中，日本學術會議倡言：「二十一世紀是人的時代」。

那麼，這裡所說的「人」，究竟是指什麼呢？爲什麼要特別提出二十一世紀是人的時代？附帶一提，如果反問二十世紀究竟是什麼時代？我只能將它定義爲「戰爭的時代」。

醫學、醫療本來都是以人爲對象的領域。所以，我們這些從事醫療工作的人，應該如何理解人類？或應該如何去接觸他們呢？

如何因應現代醫學無法解決的問題

如前所述，近代的醫學、醫療一直在「科學性」的發展之中，付出了最大的努力。發展於歐美的近代西方醫學，是從外逐漸與西歐科學主義中的醫學、醫療合流，它藉由細菌感染症（傳染病）的克服，對於醫療在量的層面有極大的貢獻。爲了保障人類生命的量，這是必要的條件。西歐科學主義的特色可歸納爲：普遍的、分析的、客觀的、實證的、可再現的、統計的、數量表現的，因此在人類生命的量的保障上，扮演了重要的角色。也就是說，維爾喬的解剖學和病理學、伯納德（Claude Bernard, 1813-1878）的實驗生理學，對生物醫學（biomedicine）方面的醫學發展，都有極大的貢獻。

這些理論對於器官性疾病的病態解析、診斷、治療等，都發揮了很大的作用。日本國民可說是深受其惠。今天日本人的長壽，即是顯著的實例。不過生物醫學在發展之中，卻潛藏著許多尚未解決的問題。因此，當務之急就是對於懸而未決的問題點，找出可行的解決之道。首先，應該將目前醫療上難以解決的問題整理出來，這大致可以分爲三大類。

第一類：今後以科學家的熱忱才能解決的問題

愛滋病的治療，各種癌症的早期診斷、根治癌症的治療方法之開發，心肌梗塞、腦中風等的根治治療法、復發預防法，有關帕金森式症、筋萎縮性側索硬化症等神經疑難病症的原因探討、早期診斷法、根治的治療方法之開發，還有各種人工內臟的開發、臟器移植的方法、不孕的治療、老年癡呆症的治療等。解決上述的問題，需要非常龐大的研究經費。

第二類：除了治療外，有必要引進關於醫護的理論

包括癌症末期、神經疑難病症或膠原病等的病患，特別值得注意的是癌症性疼痛的醫護（全面的醫護方法開發），以及頭痛、腰痛、頸肩腕痛等慢性疼痛的醫護，根治糖尿病、高血壓、低血壓等慢性病（生活習慣病）的治療方式，還有包含慢性病飲食療法在內的自我醫護，今後將日益增多的老人疾病的管理看護、居家醫療看護的方法、神經性食欲不振（拒食症）、拒絕入學等青春期患者的醫護。

第三類：有些疾病的預防極爲重要，更應重視其醫護問題

也就是說，有些疾病必須引進「防治未病」的觀點，例如：心肌梗塞、腦中風等的梗塞性疾病，以及癌症等絕症（致死的疾病）的個別預防方法，或是在早期發現症狀的方法，以及猝死的預防等。所謂的生活習慣病（成人病）有許多屬於此類。

以上三類的問題點，應該更詳細地觀察。

第一類關於今後以科學家的熱忱才能解決的問題

首先，第一類是指今後要借重科學家的熱忱和努力，並取決於研究經費多寡，才能解決的問題。

舉例而言，愛滋病的治療方法或癌症的早期診斷、根治的治療方法的開發等，都

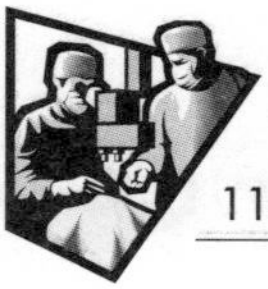

屬於這一類。爲了解決這些問題，科學家的熱忱和努力、研究經費的額度都有很大的影響。但是就理論而言，以過去的科學方法應該就夠了，而且是以自然科學爲基礎的分析方法。問題大多潛藏在生病的臟器、細胞，以及侵襲的細菌等外在因素。這可說是和醫療的「量」有關的問題。

第二類關於除了治療外必須引進關於醫護的理論：醫護的體系化

當我們設法解決第二類問題時，如果不積極引進、開發新的理論，終究還是無法徹底解決的。具體而言，那就是除了治療之外（治療的醫療行爲），還要再引進醫護（援助的醫療行爲）的理論。同時，醫護理論的系統化（體系化）也是必需的。

癌性疼痛的治療、慢性疼痛的治療、一般常見的疾病（生活習慣病）的管理、老人病的管理、居家醫療的管理、拒絕入學兒童的治療等都屬此類。這些問題的本質並不單是內臟和器官的病理現象，而是在於「目前，在這裡深感苦惱的人們」。如果對人沒有全面的理解，終究還是無法解決問題。除了器官上的問題之外，此類問題還涉及機能上的層面，其特性爲更具包括性、與人的關係更加密切，所以也經常要作本質上的探討。

更有甚者，連過去西歐科學主義中的演繹都無法解決的領域，也包含在此類之中。若眞要解決問題，或許只能從每個症例一一學習，然後再加以歸納。在這方面必須運用到全方位醫療。

第三類關於有些疾病的預防極為重要，更應重視其醫護問題

梗塞性疾病、癌症等器官上的疾病，一旦症狀發作了，只會愈來愈嚴重。這些疾病也是所謂的生活習慣病。舉凡器官疾病的個別預防方法，或發作的早期發現方法、猝死的預防等，這些可說是不使疾病產生的醫學。換句話說，這是追求「健康而長壽」的醫學。此外，最近市民在醫療上逐漸從「有病而長壽」，轉而要求能夠保障更高的QOL。

前文敘述過的麥克・巴林特曾說：「開業醫師（臨床醫師）的最大功能，在於當疾病在病理學上尚未完成，就能加以診斷、治療。」雖然一般都認這是醫療上最重要的領域，可惜的是在國際上遲遲沒有進展，可說是非常落後。

公共衛生學的策略是從傳染病的預防展開，已經藉由各種方法的推動，而有了具體的成果。今後有必要將這方面的智慧，用來解決個別患者在生活上的問題。也就是說，或許今後應該推廣個人衛生學、個別的自我控制法。在這方面，至今仍有許多問題尚待檢討。

爲了「防治未病」，在疾病成爲器官性病態之前就能發現、治療，可說是相當重要的。在這方面，機能性病態和疾病的診斷也日益重要。此外，個人對機能性病態的自覺，更是有其必要。

如前所述，在基本的理論上，現代醫學（即近代的西方醫學）擅長於既病（已經發生的疾病、在病理學上已完成的病態）的診斷、治療，可惜它對於未病或機能性疾病的診斷、治療，卻表現得很無力。這是沒有辦法的事，因爲其特性如此。不過，喚起人們對未病產生自覺的心身醫學，以及追求「防治未病」的傳統東方醫學，這兩者所運用的方法值得我們期待。

以心身醫學的方法而言，爲了使患者脫離失體感症、失感情症、失意義症，以及過度適應、自我破壞的生活習慣、A型（冠狀動脈型）行動性格（參照185頁）等，其關鍵在於行動革新，因此先引進行爲科學的方法和概念。然後，再使病人對生命的重要性產生自覺。至於傳統東方醫學的方法，則是引進瘀血、水滯等概念，藉此對「未病」的防治作出貢獻。

全方位的醫療視野

第二類或第三類等，都是直接和日常臨床有關的問題。我們有必要將患者視爲「生病的人」，從全方面的觀點加以理解。因此，只用自然科學的方法是不可能做到的，無論是人文科學或社會科學，凡是有助於了解人類的一切方法，都應該加以活用。從此可以看出「全方位醫療」的發展，確實有其必然性。

無論是自然科學、人文科學、社會科學等等，以及東方的理論和方法，各自都以獨特的觀點、方法去理解人類，並以提升人類的福祉爲目的。

從「普遍性的醫學」，走向「個別性的醫學」

醫療的使命就是使生病的人擺脫疾病的折磨，然後再積極地創造出健康。爲了能

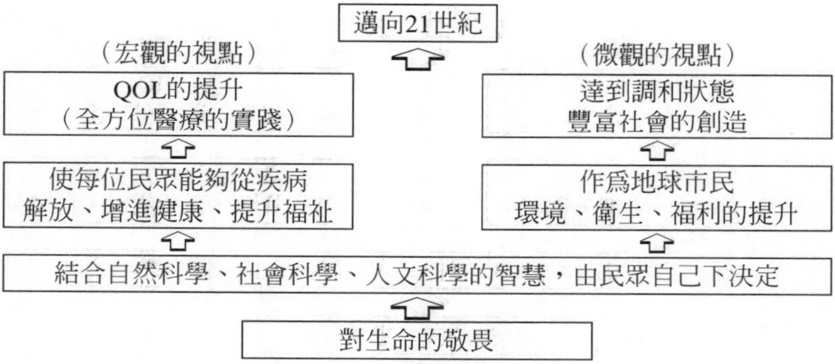

圖6-1　生命倫理的成立

我們認爲生命倫理可分爲微觀的視點和宏觀的視點，前者的目標在於提升每位市民的QOL（生命品質），後者的目標在於爲全地球的市民創造和諧的富裕社會。兩者的共同點都是出於「對生命的敬畏」。

夠實踐上述目標，必須整合人的科學，將各種科學的成果回饋給生病的人（患者），並且在醫療方法的建構上，模索出更有效的方法。這樣的觀點，才是從根本上支持生命倫理的觀點（圖6-1）。

爲了達到這個目的，一方面以根基於自然科學方法的「普遍性的醫學」爲基礎，另一方面也必須推展「個別性的醫學」。

這正是醫療上的「典範轉移」。換言之，過去完全以自然科學的方法爲基礎，現代醫學發展到今天已經屆停滯期，因此有必要再度回到「人的醫療」之原點，將成果回饋給每一位民眾。承認患者擁有個別性，就是將患者視爲「生病的個人」，也就是從肯定個人存在的多樣化展開的。

換句話說，這些問題的解決，在醫療上可說是「品質問題」的解決。舉例而言，民眾所希望的並非只是長壽，而是充滿了生命意義的生活。許多人並不願意在病榻、癡呆或痛苦之中苟活。唯有生命品質的確保，長壽（生命的量）才具有意義。

醫師應該不斷注意醫療的質、量兩個層面，在這方面也需要全方位醫療的觀點。

全方位醫療就是「優質醫療」

以臨床的層面而言，在這十多年來，一向都是從「全體」的觀點來了解患者的身體，患者是「此時，在這裡」生存的人。由此可見，將患者視爲「生活著的個人」（生活的主體、生活者）這種醫療上的觀點，其迫切性已經受到重視。其中，比較具有表性的，就是生活習慣病或QOL等概念被引進醫療之中。

今天，QOL除了聽起來很響之外，也逐漸運用到醫療界和健康產業的各種層面。

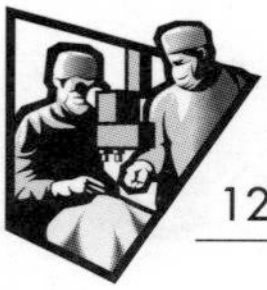

如此這般，致力提升QOL的醫療，才足以在國際上被稱爲全方位醫療，其基本的想法，就是將患者視爲「個別的」，然後再作全面性的理解，爲了實踐全方位醫療，除了治療之外，還必須引進包括醫護在內的醫療理論。對治療效果作評估、測定是可能的，但是要對醫護作評估就很困難了。如前所述，醫護包括醫師應該做的、護士應該做的、家人應該做的，以及患者本身應該做的，可說牽涉到相當多的人和層面（參照72頁）。

所幸包括治療在內，重視全面QOL的醫療，已經逐漸受到重視了。爲了不斷擴展醫療的可能性，確實有必要引進以患者爲中心的新醫療。

此外，如果進一步分析這樣的新醫療，所謂患者的個別性，就是從身體、心理、社會、存在意義等角度來看待病人，至於有關身體的層面，則可從神經、內分泌、免疫學等方面評估。

其實，QOL是一種能夠全面測量病人生命力的參數。

過去，有經驗的醫師以職業上的直覺，就能判斷病人的生命力，並評估其治療後的情形。這些先進在和病人的長期交往之中，逐漸熟知每位病人的生活狀況，並且也詳細觀察他們的生活方式。所以，才能判斷出病人的生命力。所謂生命力，在此指病人固有的「內環境穩定機制」之綜合評估，也就是關於神經、內分泌、免疫學等狀態的綜合評估。這是從患者固有的日常生活中，浮現而來的能量。因此，無論是「生活」或「生命」，在醫療上都是很重要的關鍵字，也是重量級的名詞。最近，成人病被改稱爲「生活習慣病」，就是最明顯的例子。

爲了將QOL的概念，積極引進醫療之中，除了將病人固有的一切生活方式也列入考量，還必須隨著病人的自律性（自我控制）調整醫療，如此才具有實質的意義。

這早已是眾所皆知的，今日世界先進國的醫療，在量的保證（延長壽命）上已逐步達成，可惜在質的充實仍有待加強。能夠同時滿足質量需求的醫療，就是全方位醫療。

今天，全方面醫療正是世界的趨勢。

第七章
「全方位醫療」的梗概

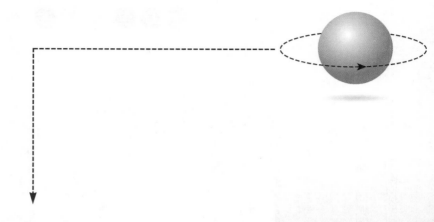

全方位醫療的三個步驟

全方位醫療以全面理解病人爲基礎，並遵循包括身體、心理、社會、存在意義的醫療模式。爲了實踐全方位醫療，**表7-1**所列的項目爲必要條件，首先是以現代醫學爲基礎，然後再融入傳統東方醫學的作法，最後再加上心身醫學，作爲連結上述兩者的「橋樑」（相當於「介面」），必須將它視爲重要的醫療資源。換言之，必要條件在於三者鼎足而立，彼此互爲主體。至於醫師—病人關係，也有必要加強。

醫師應該熟知各種醫學方法的適用範圍和局限，有系統地因應「個別」病患的需求，而且必須合理地應用。全方位醫療是有關人類的科學，不過它是分析的、有系統的、兼容並蓄的、合理的科學。

爲了配合實際情形，必須依以下三個階段實踐（**圖7-1**）。

第一階段

此時正與疾病展開一場對決，病人被折磨得很痛苦，首先，應該儘快協助病人脫離痛苦。這個階段的醫療仍屬於治療的層次，在實踐上需要迅速的診斷、治療。

表7-1 全方位醫療的必要條件

1. 尊重每位患者的個別性（在普遍性之上，尊重個別性、保持治療與醫護的平衡）。
2. 在醫療上，同時確保質與量。
3. 配合患者的個別狀況，謀求生命品質（QOL）的提升。
4. 追查高效率的醫療（從治療效果、經濟效果等兩個層面）。
5. 必須是能夠教育的。
6. 必須能夠進行評估。

第二階段

病人爲什麼深受此種疾病、症狀所苦？這時應該找出明確的原因，爲了使病人脫離病痛，我們必須全面地理解病人。這階段已經進入醫護層次的醫療。爲什麼病人會形成固有的病態？這就必須從身體、心理、社會、存在意義等醫療模式，逐一去理解病人，醫師、病人雙方都應該對問題作全方位的理解。這個階段的問題能否解決，端賴能否建立良好的醫病關係。如同後文所述，在這階段必須進行巴林特的醫療面談法。

第三階段

疾病的預防、藉由復健參與社會、積極的健康（全方位的健康）的創造。自我控制的醫療，以第二階段所得到的情報爲基礎，模索出使病人創造健康身體、參與社會的方法。

圖7-1　全方位醫療的三個階段

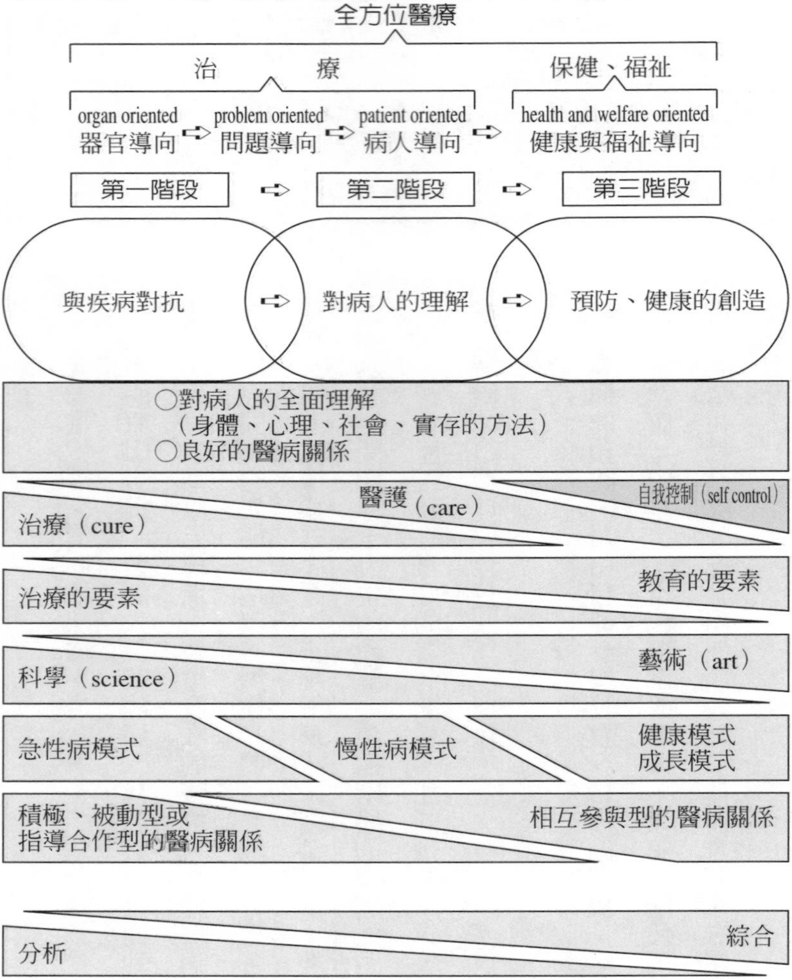

表7-2 實踐全方位醫療的基本模式

1. 全方位的患者理解
   1）身體、心理、社會、實存的醫療模式
   身體：機能的病態（病理學上未完成的病態：半健康、半病人）
   　　　器官的病態（病理學上已經完成的病態）
   　　　致死的病態（沒有希望治癒的病態）
   心理：性格、心理的反應、生活習慣、行爲、壓力因應之道
   社會：社會的角色、與環境的關係
   實存：生存意義（對意義、責任、自由的自覺）
   2）醫師（治療者）—病人關係
   知情同意（informed consent）
   也要分析轉移、逆轉移的治療關係
2. 西方與東方互爲主體、互相補足的關係
   近代的西方醫學、傳統的東方醫學
   ☞ 作爲介面的心身醫學（其核心爲實存的觀點）
3. 治療與醫護的平衡
4. 瀉法與補法的平衡
5. 病理模式、健康模式、成長模式互爲主體的導入

（K. Nagata, V7, 1997）

若以這三個階段爲依據，進行全方位醫療所需的基本模式，如**表7-2**所示。醫師必須引進各種理論，因此在態度上要能兼容並蓄。此外，醫師應該主動學習、不斷自我提升，同時還要有勇氣去諮詢專科醫師，決斷力更是不可或缺。也就是說，全方位醫療的實踐取決於醫師的態度和能力。

以巴林特的醫療面談法，達到對病人的全面理解

心身醫學爲全方位醫療的

核心，在心身醫學所採用的方法之中，醫療面談法早已成爲其基礎。所謂「巴林特醫療面談法」，就是對這種醫療面談法和巴林特醫療小組（致力推廣面談法的教育訓練團體）的總稱。

這種醫療面談法由英國學者巴林特創立，並於一九三九年開始實踐。他一直在思考，對於普通疾病的患者，也就是讓一般開業醫師診斷的病人，如何做才能達到全面的理解呢？針對這個問題，他提出了醫療面談法的構想。這種面談法的特色在於，在醫師與病人形成互爲主體的關係（從醫師對病人的包容和病人對醫師的信賴而形成的關係）之中傾聽，然後再從中逐步把握身體症狀（問題）的背後，所潛藏的身體、心理、社會、存在意義等的因素。這是由對自己了解最多、掌握最多訊息的病人，與具備分析問題的方法、對各種問題的糾結能夠評估的醫師，兩者必須攜手合作才能完成的工作。

在這樣的作業之中，問題被分析、整合、整理，醫師和病人雙方逐漸地理解一切。結果，這也促使病人全面了解自己，甚至還能親自解決問題。在這情形下，假使醫師能夠支持病人自己解決問題，這樣的態度才符合「良醫即良藥」的說法，而且眞正達到「治療的自我」之境界。

另外，爲了使一般門診也能進行面談，還特別成立了巴林特醫療小組，藉此訓練醫師的面談技巧。這種教育方式目前在世界上已經得到認同，作爲全方位醫療法的研習教育，它受到國際的支持，並且在世界各地實施（國際組織之中有國際巴林特聯盟）。在瑞士阿斯可納發起的巴林特醫療小組，由於各種醫療人員的共同參與而聞名，除了醫師之外，還包括醫學院的學生、護士、醫療社工等，連WHO（世界衛生組織）都稱讚這樣的做法。我們目前也採取相同的方法。日本國內已經組成了日本巴林特式保健醫療協會。

以巴林特醫療小組的運作來說，參與者先審視在治療上滯礙難行的例症，然後對於問題的焦點，不只從病人的身體、心理、社會、存在意義等觀點去探討，甚至還進一步探討醫師、病人的關係，以及醫生本身是否有問題。我想巴林特醫療小組的成立，對於病人養成「自我控制」的能力確實有助益。

諮詢與醫療面談法

巴林特式的醫療面談法是以諮詢爲基礎（圖7-2）。諮詢把重點放在病人的成長過程，藉此使病人對自己的心理或行爲，能夠產生自我洞察或自我包容。基本上，這是透過面談的方式，以語言爲媒介來進行的。另一方面，醫療面談法的著眼點在於，爲病人解決醫療上的問題，這是它與諮詢的最大差異。

「巴林特醫療面談法」所運用的分析、綜合，已將觸角延伸至患者固有的身體、心理、社會、存在意義等層面，甚至還進一步針對治療關係作分析。因此，諮詢的技術或思考方式不可或缺，可說是醫療面談法的基礎。全方位醫療的觀點早已超越過去的醫療範疇，因此爲了實踐全方位醫療，醫師必須對患者作全面的理解。爲了創造健康或防治未病，更要從各個層面去觀察、理解患者，這也是全方位醫療的必要條件。而諮詢的技術對這方面有極大的貢獻。

巴林特式醫療面談法的基本觀念，如圖7-3所示。

圖7-2 醫療面談法的實行步驟

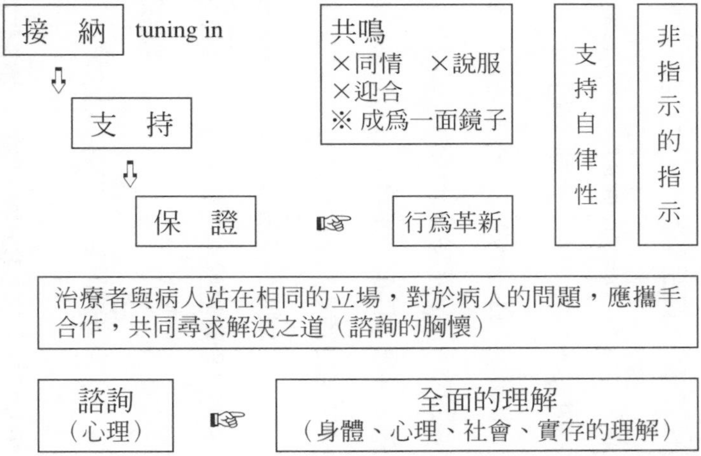

（K. Nagata, V2, 1995）

圖7-3 巴林特式醫療面談法

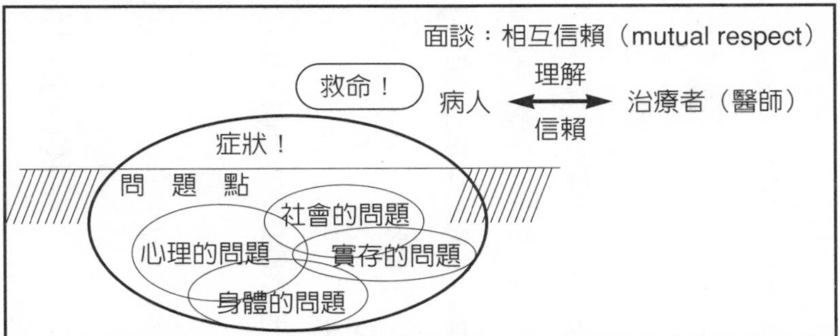

許多的問題、惡性循環隱藏於症狀的背後。如果以病人來作比喻，就好像冰山一般。病人所訴求的就是發出「救命！」的呼聲。醫師必須分析、解釋其意義。問題的解決必須基於醫師和病人的相互信賴，然後再共同分析，以達到相互的理解。

（K. Nagata, V5, 1995）

現代醫學、傳統東方醫學、心身醫學三者互為主體

無論是現代醫學、傳統東方醫學，或是心身醫學，其目的都是爲了疾病的治療與健康的創造。

但是，三者的適用範圍和局限卻大不相同。因爲，那源自每種醫學的基本視野、哲學、理論，以及歷史性的差異。

現代醫學以文藝復興以降的歐洲科學文明爲母體，然後一直發展至今，其基本爲強調分析性、再現性與普遍性。因此，現代醫學所運用的檢查方法，其實結合了生物學、物理學、化學上的各種手法。它的基礎爲解剖學、病理學，結果因其擅長影像診斷學（X光、CT、MRI、超音波等），而朝向以外科手法爲主的腫瘍切除、以抗生物質作細菌感染症的治療、消毒和麻醉等發展。

現代醫學的長處在瀉法，主要用於器官性疾病的治療。以瀉法爲中心，具有立竿見影的效果（其結果非常明顯），至於它的缺點，主要在於忽略了和補法取得平衡，有時副作用會很明顯。

一直到一百年以前，西歐的醫療仍以瀉血（放血的治療方法）爲主要的方法。以下，我將介紹一段故事。

美國的第十六任總統林肯（1862-1865）在劇院看戲時，被人開槍射殺了，據說當時白宮的專任醫生（當時全美地位最高的醫生）在治療時，爲總統放了一公升的血液（瀉血）。從人體最多只有五公升的血液之中大量放血，而且無視於傷者是否還在流血，這麼做會產生何種結果呢？更何況林肯總統的心臟也有問題。後世的醫學歷史學者認爲，林肯總統究竟是死於槍擊？或因醫生的放血，造成大量出血而死？至今仍然是個謎。若是在現代，總統當然會成爲輸血或補液的輸送對象，但是當時的人相信放血能治癒一切。而這只是一百多年前發生的事。

另一方面，傳統東方醫學是從全面的、概念的觀點去理解人，但是它的主要方法是藉由四診（望、聞、問、切），更詳細地觀察人開始的。因此，必須不斷地全面爲病人看診，其治療對象主要是以機能性病態、致死病態爲中心，並且以在瀉法和補法之間取得平衡爲特徵，不過它的缺點是效果不彰（結果的出現需要一段時間），對於急性疾病或器官上的疾病，治療效果將會降低。近代西方醫學與傳統東方醫學之間的差異，則如表7-3所示。

心身醫學不斷從全方位的觀點理解病人，換言之，就是以身心一體的觀點理解患者的醫學，並試圖在身體的接觸和心理、社會、存在意義的接觸之間取得平衡。除了治療之外，它也考慮到醫護的問題，因而更提升了醫療的可能性。心身醫學不僅是分析的，同時也是綜合的，既是歐美的，同時也是東方的。心身醫學適用於機能的病態和致死的病態，它的目的在於促使患者對本身產生自覺，並且以患者本人的力量導向自我控制。對於那些不正確的破壞性生活習慣，則以激發出患者的行動革新爲目的。然後再進一步採取心理、社會、實存的補法，以自律訓練法（自己調整法）放鬆身心，這有助於病人從機能的病態或致死病態中解放出來。心身醫學的缺點和傳統東方醫學一樣，就是對於急性病或器官上的疾病，治療效果往往會降低，這時醫療人員對患者的心理、社會、存在意義等問題，也有必要多加考量。

上述的醫學方法，包括現代醫學、傳統東方醫學、心身醫學，都應該放在全方位醫療的脈絡之中，以三者互爲主體靈活運用（圖7-4）。

表7-3 近代的西方醫學與傳統的東方醫學之差異

	近代的西方醫學	傳統的東方醫學
醫學思想、方法	抽象論的 普遍性的醫學 分析的 心身二元論	現象論的 個別性的醫學 綜合的 身心合一
	（身體與心理採取不同的療法）	（重點在身體的診斷、治療）
診斷與治療	診斷與治療分別進行 病因論的治療（局部的） 病名診斷、病名治療 重視臨床檢查 治療既成的病態 生活習慣的醫學	診斷即治療 全身調整治療（全身的） 辨證療法 診斷時藉由身體細微特徵的觀察（四診：望聞問切） 防治未病 （健康而長壽） 養生 以QOL的提升為目標
適應	適用於外因性疾病 擅於治療實證的病態→以瀉法為主 以器官性病態為中心	適用於內因性疾病 擅於治療虛證的病態→兼顧瀉法、補法的優點 可用於機能的病態或致死的病態
醫病關係	積極、被動型或者是指導協助型（很容易流於某種類型）	彼此互為主體的關係 尊重患者的自律性 容易維持溫暖的人際關係
安全性	安全性的確認，主要是藉由動物實驗。對於人體的長期安全性，有許多藥劑至今尚未確認。特別是對於多種藥劑的合併使用，更是情況未明。	藉由許多的人體實驗，安全性雖已受到確認，但是個別的藥理作用，仍有許多不明之處。
	副作用	副效果（QOL的提升）

＊心身醫學介於兩者之間。

（K. Nagata, V2, 1997）

圖7-4　現代醫學、東方醫學、心身醫學的治療效果曲線

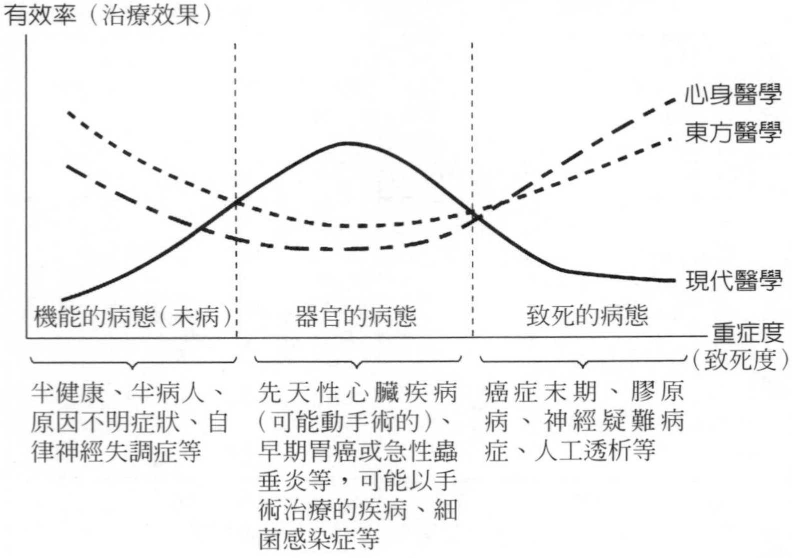

全方位醫療並非另類療法

所謂另類療法，英文的說法是「alternative medicine」，因此又稱爲替代醫療。alternative意味著二選一。也就是說，究竟應該選擇現代醫學？或者是其他的醫學（主要是指民間療法）？這種思考方式的本質在於，所選的究竟是哪一方，絕對無法兩者同時選擇。兩者的關係是相互否定的。因此，若選擇其中一方，對於另一方就必須採取否定的

態度。這就是alternative的本質。

我們把全方位醫療的英文，譯爲「comprehensive medicine」。這是將近代的西方醫學、傳統的東方醫學、心身醫學等多種醫學的優點，使之在科學上（合目的的）毫無矛盾地結合，然後不斷整理、統合爲一個體系，換言之，它集合了各種學科的優點，同時也是不同醫學方法之間的整合。每種醫學之間不僅是互爲主體的關係，而且也是互補的。

這樣思考下去，全方位醫療絕對不是另類療法。邁向二十一世紀，民眾所期待的是以患者爲中心的醫療，全方位醫療有助於我們實現這個願景。

就如本書的前言所述，今日，我們將結合一切的智慧，使醫療符合新時代所需的形態。新時代的醫療是以患者爲中心的醫療，也是提升QOL的醫療，同時也是合理而具有整合性的醫學——即全方位醫療。

美國最近的發展

近年來，歐美掀起古代希波克拉提斯醫學的復興運動，傳統東方醫學的引進更是蔚爲風潮，同時哈佛大學的艾森貝格於一九九三年，針對美國的醫療狀況，進行了大規模的調查，其結果令人十分驚訝。

——到目前爲止，推算美國人之中大約有四億二千五百萬人，曾經接觸過另類療法的治療師，當然這也包括傳統醫療在內，六百萬美國人曾經體驗過另類療法，在這方面已經花了一百三十七億美元。尋求傳統醫療的美國人，以高學歷、高收入的人士居多，他們大多住在西海岸，種族則爲黑人以外。其對象主要爲慢性病患者，而非急性病患者。某些重症患者雖然接受了包含傳統醫療在內的另類療法，但是其中大約有八十三％仍希望借重現代醫學的治療方式。

在這樣的潮流之中，美國的ＮＩＨ（National Institute of Health）必須爲此而設立新的醫療局，每年增加了二百萬美元的預算。在這樣的背景之下，美國的傳統醫療不再是排他的另類療法，而必須與現代醫學協調，才能繼續發展下去。

既然現實狀況如此，引進全方位醫療的概念就是必然的了。

全方位醫療的歷史——從古代到巴林特

那麼，以下我將試著回顧全方位醫療的歷史。

全方位醫療模式的發展，最早可追溯到希波克拉提斯醫學、阿悠維達醫學（Ayurveda），以及在傳統的東方醫學中也可以看到。

一進入近代，現代醫學之中，全方位醫療是首先將貝爾塔朗菲（von Bertalanffy）的一般系統理論，作爲基本哲學再逐步發展出來的。

其後，前述的巴林特於一九三〇年代，開始宣導病人的身體、心理、社會之間的重要性，以及醫生—病人關係的重要性。

進入一九六〇年代後期，美國展開了生命倫理運動，市民提出「醫療是爲誰服務？爲什麼目的存在？」的質疑，使現代醫學的治療對象和局限變得更加明確。換句話說，在醫療費的高漲之中，市民開始衡量醫療的價格，「醫療即消費」的觀念也日漸普及，於是市民運動也隨之展開，以醫療效率、醫療質量的提升爲訴求重點。還有，在諸多的醫療訴訟之中，也提出了「病人有知的權利，醫療人員有告知的義務」

等看法。

此外，這也帶來了有關地球市民的想法，例如地球市民應具備平等、智慧、自律、自己決定等觀念，使市民對醫療的關心或認知都有所提升。這樣的趨勢在世界上是共通的，國際輿論已經開始注意這些運動，在日本常被提到的「知情同意」，就是上述市民運動的一環。

這也可說是市民面對醫療和健康，爲了自身權益所發起的運動。

身體、心理、社會的醫療模式之誕生

其後，紐約大學的黛（S. B. Day）於一九七七年，開始提倡全方位的健康模式，強調身體、心理和社會的健康，並發展爲一種健康觀，包括身體的生理機能、心理的健全性、社會的協調性等。此外，羅傑斯特大學的殷格兒（G. Engel）將之視爲身體、心理、社會的醫療模式，加以廣泛運用，並發展爲能夠運用於一般身體疾病的模式。這種模式作爲身體、心理、社會的醫療，在世界上不斷普及。這與世界上初期醫療的普及如出一轍。

如此一來，今天，當我們想到健康、醫療、福利的基本模式，這種結合身體、心理、社會的模式，已經成爲國際上通用的一般模式。

人本主義心理學的興起

這種模式從美國開始發展，希望藉此從本質上對人作全面的理解，但是到了一九八〇年代，大家才逐漸體認到，人的行動即使追溯到本質，也無法充分地理解。其背景爲一九六〇年代，強調人性的心理學在美國興起。這種新的心理學的潮流，是以馬斯洛（A. H. Maslow）的有機體論、羅傑斯（C. R. Rogers）的諮詢理論、佛洛姆（E. Fromm, 1900-1980）的人性論等爲基礎的。

這種強調人性學的心理學，將「現在，在這裡」生存著的人，視爲由各種關係形成的全體，認爲人是具有自由意志、充滿生存意志的存在。至於理論，則是重視自覺、反省。此外，以自律而具創造性的形象爲基本，重視人對完整性、具體性、個別性的實現。他們認爲人是不斷成長的，於是將病理解釋爲對人性、自我實現的疏離。

人本主義心理學的要點，如表7-4所示。它的基礎爲對人類存在的強烈關懷。

表7-4 人本主義心理學的要點

1. 人並不是部分的總和。全體應置放部分的總和之上。 2. 人擁有自己的意志，應該自己負責任作決定。 人並非受刺激之後，只知反應的動物。 3. 人對自己的感情產生自覺，對於和感情密切結合的身體，更應產生深刻的自覺。 4. 人於時間之內存在、關係之內存在。 5. 人活著就會追尋生存的意義。

身體、心理、社會、存在意義的醫療模式之完成

這種觀點甚至顧及人的存在意義，其必要性被確認之後，池見酉次郎先生於一九八二年，爲醫療引進生命倫理的觀點，提倡身體、心理、社會、生命倫理的醫療模式。這就是在本質上，引進psycho-ecological的觀點。

其後，我們於一九九三年，聘請弗蘭克（V. E. Frankl, 1905-1997）到日本，並以那次訪日爲契機，將他提倡的實存分析療法（logo therapy，參照200頁）中的觀點，也融入全方位醫療，使之更加周延完備。池見先生與我們所倡導的全方位醫療模式，也就是結合了身體、心理、社會、存在意義的醫療模式。所謂存在意義的觀點，就是弗蘭克所指出的實存（logos，即人性理解）。

實存分析療法的本質在人的精神、人固有的自由性，

以及使病人對自由產生責任感，並將這些運用在治療上。首先，使病人對內在精神的自由和責任產生自覺，並領悟到與命運和宿命對抗的自由，然後再進一步使他發現自己獨特的人生意義。結果，也有些例子顯示，病人最後甚至達到「實存的轉換」（人格態度的改變）。雖然行動醫學是新的醫學，但是卻只做到對人的表層理解。談到在本質上人原本應有的樣貌，必須對人的存在有深入的洞察，在這意義上，全方位醫療模式引進實存分析療法的觀點，就是爲了解決這方面的問題。

「人的行動都是有意義的。」這句話是艾利克森所說的，但是我們必須考慮到人的存在意義，也就是說，諸如意義、責任、自由性等，在本質會限制人的行動（圖7-5）。

日本的全方位醫療（全人醫療）

如前所述，位於東亞一端（極東）的日本，就歷史的發展而言，存在著許多從中國大陸傳來的健康法。今天，從東京到北京，搭機只要三個多小時就到了，過去必須橫渡日本海，才能到達大陸。此外，如果從大陸到日本，更是一項無比艱鉅的工程，

圖7-5　各種醫學理論的差異

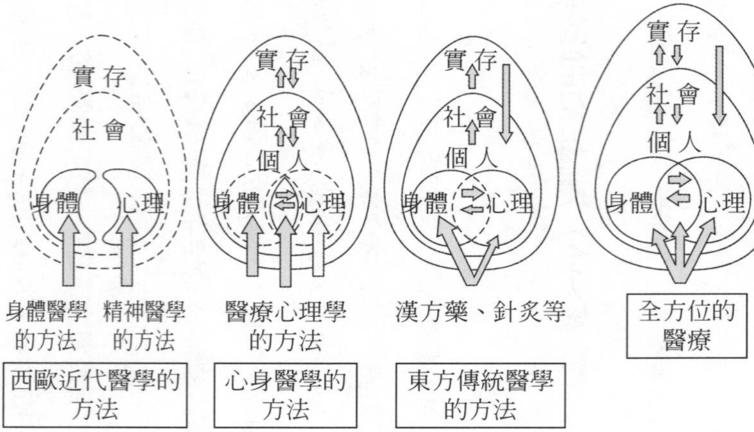

當我們把病人視爲「全人」時，可進一步比較各種醫學在不同層面的處理方法。西歐近代醫學的方法是將身心治療分爲兩個層面，心身醫學則採取身心如一的方法。至於傳統的東方醫學所採用的方法，雖然以身體的治療爲中心，但也包含了心理的治療。全方位醫療法的特色在於兼顧身體、心理、社會、實存的各個層面，並且取得極佳的平衡。

鑑眞和尚與空海的事蹟，就是最顯著的例子，其渡海的過程令人震驚不已。中、日之間橫亙著日本海這個莫大的障礙，所以傳到日本的健康法或醫療技術，都是經過一再篩選的精華。

其中，流傳到日本的漢方醫學（包括養生法、中藥方劑、針灸等），經由醫術高明的醫師加以改良，使之符合日本人的需求，並且逐漸發展爲日本漢方。如果和中國漢方（中國醫學）相比較，日本漢方在某些方面更爲精細瑣碎，不過這正是它的優點。如果以「類比」和「數位」作比喻，人一旦成爲醫療的對象，對於人類這種比較傾向於「類比」的生物，應該以原來的面貌去對待，這就是日本漢方帶給我的深刻感受。相對地，中國漢方給我的感受反而比較刻板，因而是傾向「數位」的。

日本漢方的發展歷史之中，諸如平安時代的《醫心方》（西元九八四年，作者爲丹波康頼）、貝原益軒的《養生訓》（西元一七一三年）等，雖然並未用到「全人醫療」一詞，但是以內容而言，當時早已具備「全人」的觀照。

昭和時代的醫療史之中，特別值得一提的是橋田邦彥先生。橋田先生在第二次世界大戰期間，擔任東京大學醫學部的生理學教授。聽說他的教學內容非常精彩。橋田邦彥本人並非軍人，反而是一位和平主義者，不過在當時的社會情勢之下，他無法拒絕總理大臣的邀請，只好出面擔任文部大臣，並且掌握調動學生的大權。但是，他也爲此而負責，在戰爭結束時切腹自殺，可說是一位品格高尚的人物。

回顧他一生的貢獻，令人感到驚訝的是，他在戰前就已經提出「全機的醫療」一詞，並提倡「今後的醫療，應該把患者視爲有病的個人」，因此應該進一步把東方醫學和醫療心理學，也融入西方醫學之中。

此外，還有一位不可遺忘的人，他就是日本醫師會的會長——武見太郎先生。他晚年因癌症而病倒前，我曾經從一大早連續八小時聆聽武見先生上課，當時我就坐在最前面的位子，領教他講課時的口沫橫飛。

我們從大眾傳播媒體所得到的印象，只知武田先生是日本醫師會的領導者，同時也是一位高傲而固執的人物。但是，他在當時已經爲二十一世紀的日本感到憂心，並且預見了醫學和醫療將會發生亂象，他是一位眞摯的人物。大眾傳播媒體所報導的武見太郎，和實際上的他有很大的差距，眞令人感到驚訝。

他爲二十一世紀的醫學、醫療感到憂慮，因而提倡「個別性的醫療」。積極引進生命倫理和bio-assurance的人，正是武見太郎先生。附帶一提，武見太郎也是一位傑出的物理學家，無論是Vector心電圖的發明或KGS（柯洛多可夫音圖；參照191頁）的設計，都是出自他的構想。

他一心想實踐個別性的醫療，同時也發現到東方醫學的可貴，到了晚年，甚至爲了使中藥方劑能納入醫療保險，而傾注最後的心力。今天，我們能夠以健康保險支付中藥方劑，可說都是拜武見先生之賜。

還有一個重要的人，就是財團法人北里研究所東方醫學綜合研究所的名譽所長——大塚恭男先生。他和他的父親——大塚啓節先生，共同致力於日本東方醫學的研究和推廣，可說是這方面的靈魂人物。大塚恭男是優秀的藥理學家，曾經在德國做長期的研究。由於明治政府實行「醫制」，傳統的東方醫學被禁，在正式納入醫療保險之前，一直被視爲異端，但是父子兩人依然不放棄東方醫學，默默地堅守崗位。他們的看法是宏觀的，簡直就是全方位醫療。

其實，日本還有許多全方位醫療的先驅者，我們向諸位先進致最大的敬意，同時在承受其教誨之餘，更必須將這些智慧傳給後繼者。甚至還應進一步使之成爲世界的資產，而不爲日本所獨享。我堅信這是日本醫師能夠貢獻給世人的智慧。

第八章
何謂QOL？

ＱＯＬ就是生命品質

ＱＯＬ（quality of life）有各式各樣的譯法，但是我們認爲譯爲「生命品質」是比較恰當的。

若查閱字典，life除了「人生」之外，還有「生命」、「生活」、「生活方式」等義，而ＱＯＬ所追求的內容，如果解釋爲個人謀求生活方式的充實，那麼，life譯爲「生命」應該是比較妥當的。其中，甚至包括了生命的尊嚴、生存的意義、價值觀、生命觀、人生觀、生死觀、世界觀。

據說早在一九六四年，當時的美國總統詹森曾在演說中使用ＱＯＬ一詞，這就成爲一個開端，在日後的社會政策、保健醫療政策之中，大家就經常提到ＱＯＬ（P. Bech, 1987）。

在歷史上，美國於一九六〇年以前，一直將ＱＯＬ視爲有關「生活的量」之問題的延伸，後來才逐漸掌握ＱＯＬ的主旨是在強調個人的一生中，應該以主觀的反應爲主（J. L. Alexander, 1981）。從這樣的潮流之中，我們可看出社會學家和醫療臨床師對QOL的見解，兩者確實有極大的差距。

QOL的定義

關於QOL的定義，雖然有各式各樣的說法。但是，令人感到可惜的是，對於這個概念，甚至連研究人員都無法達成一致的看法。同時，無論是其定義、研究方法或測定，也面臨了同樣的情形（F. Van Dam, 1986），甚至可說是處於混亂的狀態（G. A. Fava & B. Magnani, 1988）。雖然一般認爲這有許許多多的理由，但是最大的原因還是在於研究人員之間對醫療的基本觀點，也就是醫療哲學的欠缺，換言之，這也可說是醫療觀的欠缺。

我們以全方位醫療的觀點，有關QOL的定義，就能展現一貫的思考方式。若從這個觀點去定義QOL，則爲「無論在身體上、心理上、社會上、存在意義上都感到滿足的狀態」。

如果具體地說明這個定義，則爲「吃得好、睡得好、偶爾做運動、在排泄上毫無障礙（主要是排便、排尿），此外，沒有疼痛，即使有些疼痛也不至於感到痛苦、心理上的安定、在辦公室或家庭、學校等社會環境中，能夠充分發揮自己的能力、擁有生活的意義，每天都過得很充實」（K. Nagata, V2）。

ＱＯＬ的測定、評估條件

ＱＯＬ的測定、評估是一件非常困難的作業，因爲這是有關健康或疾病，對每個人所擁有的價值作測定和評估。

本來，一提到質（quality）的評估，就涉及強烈的主觀要素，本質上這只是依每個人的價值觀來評估。因此，本來測定ＱＯＬ一事是不可能的。不過，如果明知其不可，反而更想要挑戰這個難題，就必須如下所示，列出最低限度的條件。

1.在可能的範圍內，必須保持客觀。

2.必須能夠分析、具有再現性，而且經得起統計學上的檢驗。

3.任何人都可輕易理解，隨時都能夠測定，而且不會使受測者感到痛苦。

4.對於每位病人的ＱＯＬ，都可獲得完整的情報，評估方法也應力求簡明，而且能夠在醫療上回饋病人，並且對日常的診療有幫助。

5.在經濟上，必須符合低成本的要求。

依據以全方位醫療模式爲背景的QOL定義，我們開發出「健康調查問卷」（QOL問卷調查），以滿足上述的各項條件。

我們將QOL的評估項目歸納爲十一條，並運用行爲科學的手法，再根據使各項目標準化、類別化的尺度，由患者本人進行五個等級的評估。同時QOL問卷調查的製作，也力求與前述條件一致。然後再針對每一項目，作進一步的檢討。

在可能的範圍內，必須保持客觀

爲了極力保持客觀，而運用行爲科學的手法。換句話說，儘可能以行爲來顯示各類別。

必須能夠分析、具有再現性，並且經得起統計學上的檢驗

各類別都要經過無數次的測試，以及不斷的調整，各項目都有五個等級的分類，但是必須先確認是否已正規分布。有關信賴性、妥當性，也要一再檢討，才能得到令人滿意的結果。

任何人都可容易理解，隨時都能夠測定，而且不會使受測者痛苦

各類別所使用的言詞應力求平易，每個字都要加上假名。第一次測試的記錄時間，平均大約十三·四十八·二分，一旦習慣之後，幾分鐘之內就可完成。對於視力有障礙的患者、只能躺臥在床的病人，則由護士或患者所信賴的看護人員代爲閱讀，使受測者能夠選出各項目之中的類別。

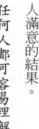

此外，本調查表的主要研究對象（健康的志願者），也就是八百六十四位接受測試的人之中，在塡寫本調查表時，沒有一個人感到痛苦。然而，對於拒絕塡寫的被測試者，也絕對不可強人所難。

對於每位病人的QOL，都能獲得完整的情報，評估方法也應力求簡明，而且能夠在醫療上回饋病人，並且對日常的診療有幫助

在診察時，本問卷調查表可提供許多訊息，這對當天的診斷和治療有很直接的幫助。

附帶一提，從這份QOL問卷調查表，有關病人的配合度（服藥狀況）、服藥的感受（患者的治療評估）、生活習慣、性格、病人特別想申訴的事，或者特別在意的事等，都能夠逐一檢驗，在診療上的應用範圍很廣泛。

還有，若以這份問卷調查表配合QOL的測試目標，對於常見的症狀，就能以五個等級評估當天的狀況。因此，循環器官疾病篇、疼痛性疾病篇等，事先都能配合目標作準備。並進一步配合QOL項目，將自覺症狀項目整理爲圖形，並設計成統計圖表（letter chart），使狀況能一目瞭然。

在經濟上，必須符合低成本的要求

委託專業的出版業者，藉由大量的印刷，降低每套文書的印製成本。

根據以上的說明，我們設計出來的QOL問卷調查表，確實已經符合五項條件。

QOL的構成項目

對於身體狀況的介意程度（心因反應）

詢問病人對於病態的心理反應。「對現在的身體狀況，感到很介意嗎？」所謂心因反應，主要是神經症的反應（過度介意），此外，有時反而會呈現失感情症的傾

向，

食欲

詢問食欲。「吃飯時是不是津津有味？」藉此得知食欲的狀態。透過這個項目，可看出病人的憂鬱狀態、心因反應、體重減輕、治療所帶來的副作用等。構成ＱＯＬ的項目固然很多，但是食欲在其中是最基本的要素。

睡眠

詢問睡眠狀態。「晚上睡得好嗎？」藉此了解睡眠的情形。此外，也可得知關於病人的憂鬱狀態、心因反應，以及睡眠藥的服用是否正確。

運動

詢問運動的狀態。「平常有做運動嗎？」藉此得知運動的狀態。由此可知病人是否積極地運動。

排便

詢問排便的狀態。「大便的排出正常嗎？」藉此得知排便的狀態。也可了解腹瀉、便秘等關於排便的情況。如果食欲降低、睡眠障礙、排便異常等症狀同時發生，就必須思考這是否爲潛在的憂鬱狀態。

排尿

詢問排尿的狀態。「排尿還算正常嗎？」藉此了解排尿的狀態。若有夜間頻尿、浮腫等症狀，就必須想到是否爲潛在性心臟衰竭。

疼痛

詢問疼痛的狀態。「身體是否有哪一部位（肩膀、頭部、腰部等）感到疼痛？身體狀況如何？」ＱＯＬ遭受破壞的主因就是疼痛。因此，對於疼痛和全身的狀況也要了解。如果感覺疼痛，對於疼痛的程度，以及患者的處理方式，也應該作進一步的了解。

性生活的滿足感

詢問性生活的情形如何。「性生活方面感到滿意嗎？」令人感到意外的是許多患者服用的藥劑，都會帶來陽萎的副作用。此外，能否誠實回答此一項目的問題，也可看出醫病關係的深淺。如果雙方已經建立互信關係，病人將會毫不猶豫地回答。還有，也可藉由這個項目的交談，更進一步了解有關患者疾病的訊息。然而，醫師也應該表現出眞摯的態度（醫師人性化的一面），這更是無庸贅言。一個人對性生活的滿足感，經常反映出他對整體生活的滿足感。對於單身或未成年的人，不妨請他們填寫對替代性的性行爲（如手淫等），是否也感到滿足。其中，有些患者獨漏了這個項目，並未填寫任何訊息，這時反而不必去追問。從其他的項目，就能夠推知一二了。因此，這對QOL並非絕對而必要的項目，只能視爲參考項目。

社會角色的成就感

詢問病人在日常生活中，對自己所扮演的社會角色，是否具有成就感。「每天的工作（家事、學習）是否進行得很順利？」藉此得知患者是否成功地扮演社會的角色。一旦了解病人對環境的適應狀況，就能進一步探討社會的適應狀態。此外，若和其他的QOL項目結合，就能考查是否有過度的適應狀況（這是指在本項目中，選擇了「一、狀況良好」，卻在其他項目中，選擇了狀況不好的類別之矛盾狀況）。

家庭生活的幸福感

詢問家庭生活的幸福感、充實感。「家庭生活的情形如何呢？每天與家人相處的生活狀況，是否爲全家團聚？」此外對於獨居的人，應該了解他的社交狀況。家庭是社會的最小單位，因此了解患者與家人的溝通情形是很重要的，如果在這方面並不美滿，必須想到病人是否有心理障礙，例如正處於憂慮狀態，或是否呈現出神經症的反應等。

生活整體的充實感

詢問生活整體的充實感、滿足感。「每天的生活，整體狀況如何呢？」藉此了解平時患者是否過著有意義的生活，並對其生活作一總括的理解。這也意味著對存在的滿足感之檢討。人性的意義，就是對存在的滿足感。具有生存的意義，而且還能實現自己的目標，才是充滿人性的生活。此外，透過這個項目，也可了解病人是否有自殺的企圖，並可測知是否有憂鬱的傾向。因爲，自殺就是從否定自己的生存意義開始的。

除了QOL之外，這份問卷調查之中關於「自覺症狀」、「性格」的部分，患者自己也能輕易地作檢查。

病人對於自己所接受的醫療有什麼看法呢？這往往反映在病人的配合度（服藥狀況），所以我們也加上相關的測定項目。另外，還加上「治療評估」的項目，詢問病

圖8-1　以五個等級評估的QOL統計圖

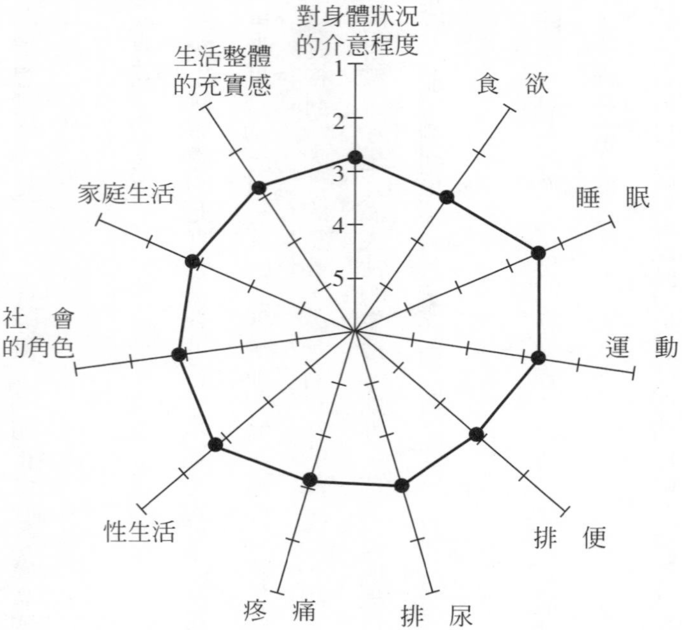

●—● 是將健康者的平均分數連結而成的線條。愈靠近線條外側，其QOL愈高。愈靠近線條內側，則表示尚待改善。

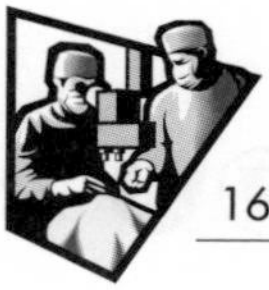

人對自己所接受的治療，有何意見和評價。除此之外，有關飲酒、抽煙、健康食品、運動等，我們將之歸納爲「生活習慣」項目，也以參考資料列入這份問卷調查之中。

此外，有關自覺症狀和QOL項目，爲了整理上的方便，我們特別畫出統計圖，如**圖8-1**（這份統計圖愈往內側，表示程度愈嚴重）。

根據健康志願者所完成的八百六十四件QOL問卷調查，在進行QOL測定時，各項目的平均和標準偏差如**表8-1**所示。

表8-1　QOL問卷調查的各項目和平均標準偏差

QOL問卷調查的項目	平均標準偏差
1. 對於身體狀況的介意程度（心因反應）	2.7±1.1
2. 食欲	3.0±0.8
3. 睡眠	2.7±1.2
4. 運動	2.8±1.0
5. 排便	3.1±1.0
6. 排尿	3.0±0.9
7. 疼痛	3.1±1.2
8. 性生活的滿足	2.9±1.4
9. 社會角色的成就感	2.8±1.0
10. 家庭生活的幸福感	2.7±0.8
11. 生活整體的充實感	2.9±0.9

（1是最佳的狀態，5是最壞的狀態）

實施QOL問卷調查的心得

填寫這份「QOL問卷調查」時，與其他的心理測驗相同，都必須注意一些細節。

首先，面對病人要以病人能夠

理解的語言，說明塡寫這份問卷調查的意義、臨床上的必要性、使用目的，使他們完全了解並願意協助。然後，若問卷上出現一些難以理解的用語或敘述，就直接請他們去詢問醫療小組。因此，包括護士、臨床心理師，還有櫃台、行政人員等醫療小組的成員，都有必要事先了解這份問卷調查。如此一來，除了病人之外，也可徹底進行醫療小組之間的「知情同意」。

此外，病人所塡寫的QOL問卷調查，在進行診療時可以直接回饋給病人，因爲如果沒有讓病人親自體驗它的功用和必要性，就無法得到進一步的協助。

對於視力不良、手部殘障、病情嚴重的患者，則必須考慮其爲難之處，由醫護人員在一旁閱讀或協助。

還有，若有病人不願塡寫，應該了解他是否無法塡寫？或者是不願塡寫？無論如何，在這種情形下沒有必要強迫患者，因爲強人所難是不會有好結果的。

如果病人根本不想寫，原因可能是醫師—病人關係不佳、病人對醫療極端不信任，或是遇到了精神病患者。診療時，若有病人並未塡寫這份問卷調查，有必要了解是否爲上述的原因。

另外，病人若是無法填寫，可能是視力或體力有障礙，或者是認識力有障礙（老人癡呆症等）。如果是這樣的話，就需要有人從旁協助。

無論如何，醫師在進行判斷時，必須將診察病人所得來的印象，配合ＱＯＬ問卷所記載的狀況，作深入的檢討。如果兩者產生嚴重的背離，就應該追究其原因。

第九章
從觀察血液而產生的身體防禦智慧

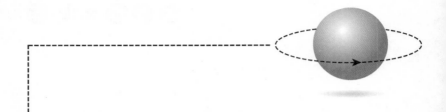

何謂血液？

前述有關「血」的概念，本章將試著作更進一步的解說。

所謂「血」，就是隨著「氣」循環的紅色液體，它的功能為專司營養，從外因和內因保護身體。簡而言之，保護、維持人類身體的機制全體，可以統稱為「血」。

因此，如果從現代醫學的觀點思考「血」，腦中首先浮現的就是血液，再來是自律神經系統、內分泌系統、免疫系統等，也可說是在體內循環、保護身體的內環境穩定機制。最後，就是血液循環本身。所以「血」的概念，在現代醫學上並不是那麼容易理解，可說是綜合的概念。

如前所述，現代醫學（近代的西方醫學）基本上是在文藝復興以降，在「分析」的科學方法之中逐漸完成的。因此，現代醫學所使用的名詞在定義上較單純而明瞭。相較之下，由於東方醫學以綜合性概念居多，所使用的名詞，往往難以明確地下定義。血的概念也一樣，若要以西方醫學或科學用語來表達，確實非常困難。但是，同樣是東方醫學中的概念，血就與眼睛看不到的「氣」不同，由於「血」是肉眼可見的

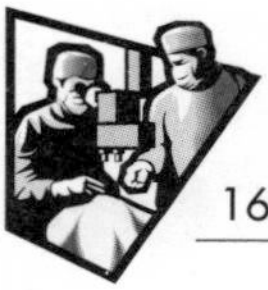

紅色液體（具體的物質），才能夠成爲科學的研究對象。

瘀血是指何種狀況？

「血」無法順暢地流動，處於凝滯的狀態就稱爲「瘀血」。「瘀血」的概念在東方醫學上非常重要。這是爲什麼呢？因爲瘀血是一切疾病的根源，此外，爲了實現全體市民「健康而長壽」的願望，「防治未病」固然是必要的條件，具體的對策卻在瘀血的避免。換句話說，當你想要在疾病未形成前作治療（預防症狀發作），瘀血的概念就非常有用。一言以蔽之，如果希望健康而長壽，絕對不可忘記瘀血的概念。

當然，從身體的瘀血現象，並不能立即診斷出得了○○疾病。若是爲了診斷，就必須靈活運用現代醫學的各種診斷方法。

但是，如果持續出現瘀血現象，一定是潛伏著某種疾病，或者是身體正受到侵襲。因爲身體健康的人，絕對不會產生瘀血。

那麼，瘀血應該如何診斷呢？世界各國和不同的中醫流派，都各自發展出各種診斷基準和方法。一九八六年，日本科學技術廳的研究班（由富山醫科藥科大學的寺澤捷年等人組成）採用統計學的手法——多變量解析，完成了瘀血的判斷基準。這個診斷基準稱爲「瘀血分數」。當然，若從國際的標準看來，這個診斷基準還稱不上完整。但是，如果診斷的基準曖昧不明或不夠清楚易懂，就無法對瘀血作科學上的探討，因此我們決定以這個診斷基準爲主，具體的內容如**表9-1**和**圖9-1**所示。

根據「瘀血分數」診斷的最大特徵在於，完全不必藉由抽血或驗尿作臨床檢查。一切都靠醫生對病人的詳細觀察、問診，還有對病人的接觸而了解。完全不作臨床檢查，以視診、觸診、問診等，根據醫生的感覺作診斷，就能得到充分的理解，這和現代醫學有極大的差異。

當疾病在病理學上尚未完成時，換句話說，還處於機能的病態時（未病之時），瘀血就已經出現了。現代醫學還不能充分診斷的時期，也就是說，即使已經進入機能病態的狀態，藉由瘀血的診斷，就能夠測知疾病的潛伏、進行狀況。

同時，若在這時就發現瘀血，並及早治療瘀血，就不會轉變爲器官的病態。而且，還有可能恢復健康的狀態。這在預防醫學上是非常重要的。一旦器官的病態發作了，就會愈來愈嚴重，要恢復健康的狀態，可說非常困難。因此，若能對機能上的病

表9-1 瘀血的診斷基準

	男	女
眼圈有色素沉澱	10分	10分
臉色偏黑	2	2
皮膚粗糙	2	5
口唇呈暗紅色	2	2
牙齦呈暗紅色	10	5
舌頭呈暗紫色	10	10
微血管的浮現	5	5
皮下溢血	2	10
手掌紅斑	2	5

	男	女
肚臍四周壓痛、抗拒感 左	5分	5分
右	10	10
正中	5	5
迴腸部壓痛、抗拒感	5	2
S狀部壓痛、抗拒感	5	2
胸肋部壓痛、抗拒感	5	5
痔瘡	10	5
月經異常		10

圖9-1 瘀血的症狀

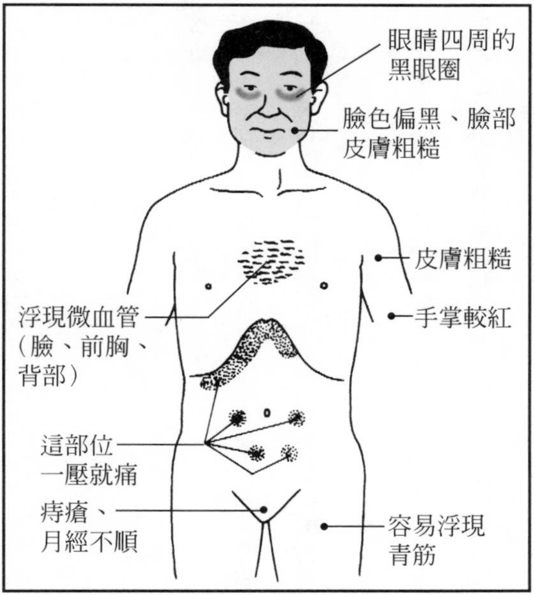

判定／20分以下：非瘀血病態；21分以上：瘀血病態；40分以上：重度瘀傷病態。「眼圈有色素沉澱」是指眼睛周圍的黑眼圈，「皮下溢血」是指容易內出血，「手掌紅斑」是指手掌泛紅。

態（未病期）產生自覺，也就是說，注意瘀血在臨床上是很重要的。

瘀血在科學上的解釋

那麼，「瘀血」在科學上究竟能夠如何解釋呢？關於這個問題，包括日本瘀血學會、國際瘀血學會、日本東方醫學會等都曾經檢討過，同時在國際上也備受關注，不斷對此進行各方面的探討，但是仍舊無法解釋瘀血的本質。

我想瘀血爲「複合症狀」應該是最主要的原因。如前所述，傳統東方醫學的概念是綜合性的，它由許多要素形成，絕對不是單純的概念。它是各種症狀複雜地交互影響，而形成的病態。既然我們面對的是複合症狀，如果只是以單純的方法分析，將很難使其本質浮現出來。

現代醫學非常重視分析的單純化，因此只要一刀劃下去，某處就一定會化膿。但是，由於東方醫學的概念很複雜，隨著切口、切除方式的不同，化膿的方式也有所差異。這是東方醫學的艱深之處，也是奧妙之所在。

然而，我們不能使瘀血這麼重要的概念，卻始終覆蓋著神秘的面紗，一定要設法了解它的眞面目。

到今天爲止，我們已經了解的有瘀血是微小循環障礙，同時也和遺傳問題有關，換句話說，瘀血和ＨＬＡ（人類白血球抗原）關係也一直有人研究。此外，也有一些報告指出瘀血就是血液黏度亢進。還有更進一步的說法，例如組織的低氧症、血液凝固線溶系統的失調狀態、血小板機能亢進狀態、與炎症的關係、自律神經系統的失調狀態、內分泌的失調狀態等。

只用一種科學理論，絕對不可能分析瘀血。這是因爲瘀血的概念本身，如前文所述，即屬於複合症狀。

瘀血與血液凝固

血液凝固是如何產生的呢？以下我將探討這方面的問題。

我想先談一談血管壁的異常，也就是說，血管壁一旦發生問題，在血液中流動的血小板將立刻察覺，並形成血栓，以防止出血的發生。就在血栓形成之前，從血小板會釋放出β凝血球蛋白（β—TG，thromboglobulin）、血小板第四因子（PF—4）等。

若以瘀血評分來檢查瘀血狀況，並逐一檢討β凝血球蛋白、血小板第四因子之間的關係，將可發現如當瘀血愈來愈嚴重，血小板的釋出反應也會隨之亢進（圖9-2）。

接下來，再依照每位患者的「證」（患者的身體狀況），分別爲他們開出桃核承氣湯、桂枝茯苓丸、當歸芍藥散等驅瘀血劑（瘀血的治療藥），然後再看瘀血或血小板釋出反應如何產生變化。

首先，在二十個實例中，有十六位患者的瘀血得到改善（八〇%的改善率）（表9-2）。

β凝血球蛋白的值從平均四十三·四ng／ml，降低到三十三·七ng／ml。其實，三十三·七ng／ml的值非常有意義。對人來說它既不高也不低，正是令人欣喜的值。

若是現代醫學的藥劑，藥劑服用得愈多，隨著量的增多，β凝血球蛋白的值將會逐漸下降（這又稱爲「藥劑反應」）。例如，阿斯匹林除了解熱鎮痛的作用之外，同時也具有血小板凝集抑制作用，如果大量服用阿斯匹林，反而會引起出血，所以有其危

圖9-2　血小板釋出反應（β－TG、PF-4）與瘀血

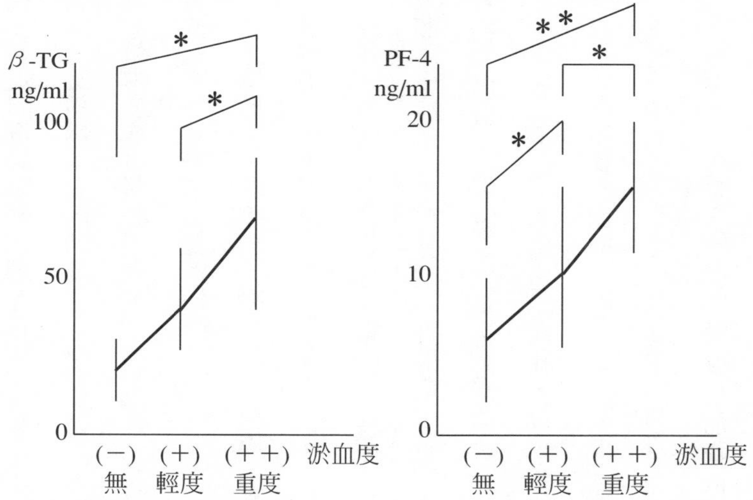

＊：p＜0.05　＊＊：p＜0.01

表9-2　使用驅瘀血劑所帶來的瘀血分數變化

瘀血（＋＋）12例
- （＋＋）2（不變）
- （＋　）9（改善）
- （－　）1（顯著改善）

瘀血（＋　）7例
- （＋＋）1（惡化）
- （＋　）0（不變）
- （－　）6（改善）

瘀血（－　）1例
- （＋＋）0（惡化）
- （＋　）1（惡化）
- （－　）0（不變）

合計：20例

改善：16例（80%）
不變：2例（10%）
惡化：2例（10%）

合計：20例（100%）

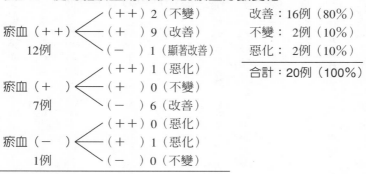

險性。若是前述的驅瘀血劑，有時則會產生煞車作用。對身體而言，形成這種期望中的狀態，又稱爲「向內環境穩定機制效果」（pro-homeostasis效果）。這是投入漫長的歲月，藉由多種生藥的組合，以及對份量的拿捏累積了豐富的經驗，然後不斷檢討、配合的結果，才發現這樣的效果。

在這情形下，身體的β凝血球蛋白值，竟然可以調整到三十三．七ng／ml的理想值，這難道不是東方醫學的優點嗎？

此外，血液中含有一種與細胞的能量代謝有關，稱爲Coenzyme Q10的物質。這是人體產生能量時不可或缺的補酵素。我們人類的肝臟會產生Coenzyme Q10，並藉由食物來攝取。這是身體一切細胞爲了發揮功能所必需的輔助酵素，如果體內的Coenzyme Q10不足，心臟功能或肝、腎功能都會發生障礙。

以下，我將探討血液中的Coenzyme Q10濃度與瘀血的關係。

以血液中的Coenzyme Q10濃度而言，若瘀血分數向上攀升（表示瘀血情況嚴重），Coenzyme Q10的血中濃度反而降低了。由此可見，瘀血程度與血液中的Coenzyme Q10濃度，兩者顯然成反比（圖9-3）。

但是，如果以口服的方式吸收Coenzyme Q10，不僅血中濃度會上升，瘀血分數也有所改善（圖9-4）。由此看來，Coenzyme Q10可說是現代醫學的驅瘀血劑。

我們再進一步檢視瘀血和血液循環的關係，瘀血患者由於心臟一次收縮所排出的血量很少，末稍血管的抗拒力很高（採取立位十分鐘之後，如圖9-5所示）。

到目前爲止，雖然這方面的研究步調比較緩慢，但是人的身體反應與瘀血之間的關係，已逐漸明朗化了。

為什麼會發生瘀血？

基本上，容易產生瘀血的遺傳因子確實存在著。這與病人獨特的性格、行爲、生存意義等有很大的關係，也形成了一個人的生活習慣。人在漫長的一生中，常因個性而逐漸形成獨特的生活習慣。生活習慣的形成，尤其和壓力以及壓力的處理方式（stress coping）有關。

爲了面對、處理壓力，人往往會陷入飲食過量、攝取過多的肉食、運動不足、抽煙、過度勞累、睡眠不足、持續的緊張感，這些在日常生活中都變得理所當然。也就

圖9-3　Coenzyme Q10（輔酶）使用前後的瘀血分數變化

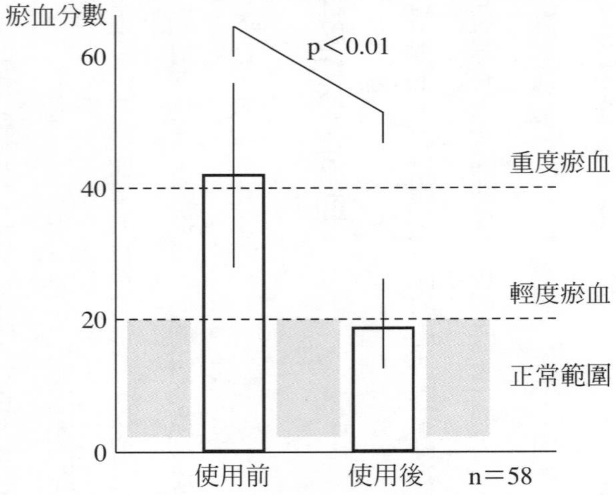

圖9-4　瘀血的程度血清Coenzyme Q10（輔酶）濃度

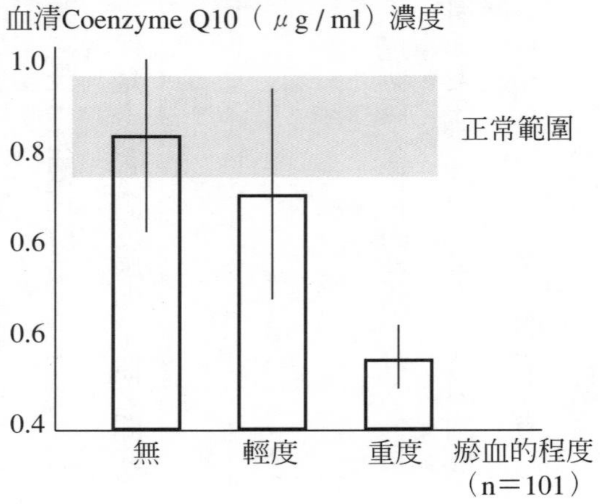

圖9-5　瘀血（虛證）與血液循環（採取立位十分鐘後）

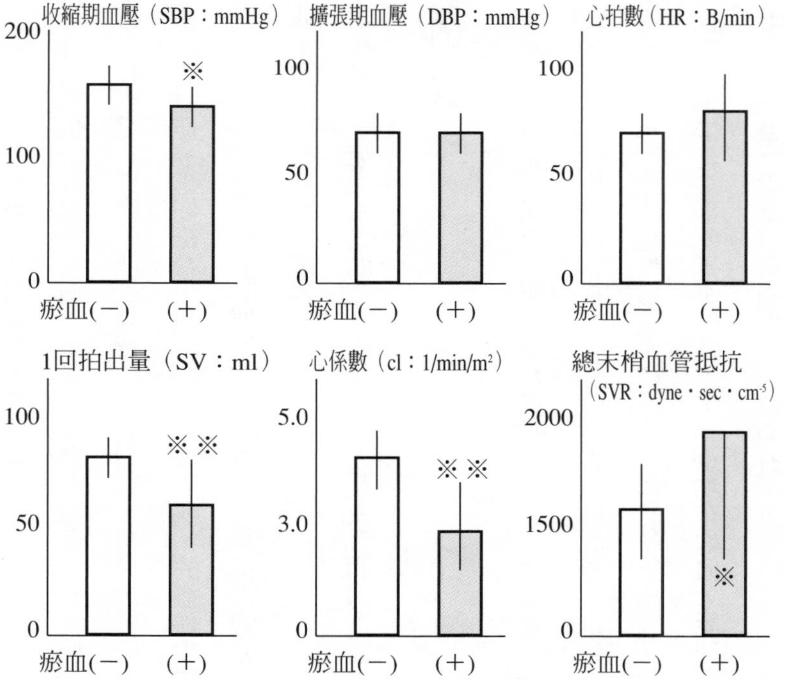

n＝53，※：p＜0.05　※※：p＜0.01

採取立位十分鐘之後的血液循環，如以上各項目所示。這是以虛證的瘀血患者爲對象，不使受測者感到痛苦的測定結果（n＝53）。沒有瘀血的測定對象和有瘀血症狀的測定對象之差異，後者的收縮期血壓、心臟的一次拍出量、心係數（分時心拍出量／體表面積）等項目較少，總末梢血管抵抗卻比較高。也就是說，瘀血（虛證）顯示出全身的血流狀況不良。

是說，在不知不覺中形成了破壞性的生活習慣。

此外，再加上外傷、手術，以及類固醇荷爾蒙、支氣管擴張劑等藥物的使用，這些都會交互影響，形成一個人獨特的生活習慣，結果，終於導致了瘀血的症狀。

瘀血的發作，正好符合生活習慣病（成人病）的發作模式。實際上，瘀血與日本人的三大死因——癌症、心肌梗塞、腦中風等，有很大的關係。換句話說，也就是器官的病態和致死的病態（圖9-6）。

這樣看來，瘀血的問題非常複雜，足以反映我們的生活方式。

瘀血的治療

中醫對於瘀血，採取何種治療方式呢？

首先，就是養生。換言之，就是生活習慣的改善。自我破壞的生活方式如果一直持續下去，將永遠無法擺脫瘀血。最後等著你的就是墓場。瘀血的治療，傳統東方醫學所說的養生學非常重要。所謂養生學，重點在如何才能創造出健康而正面的生活習慣？我想這應該配合病人固有的狀況加以探究。

圖9-6 瘀血相關疾病與瘀血的發作因子

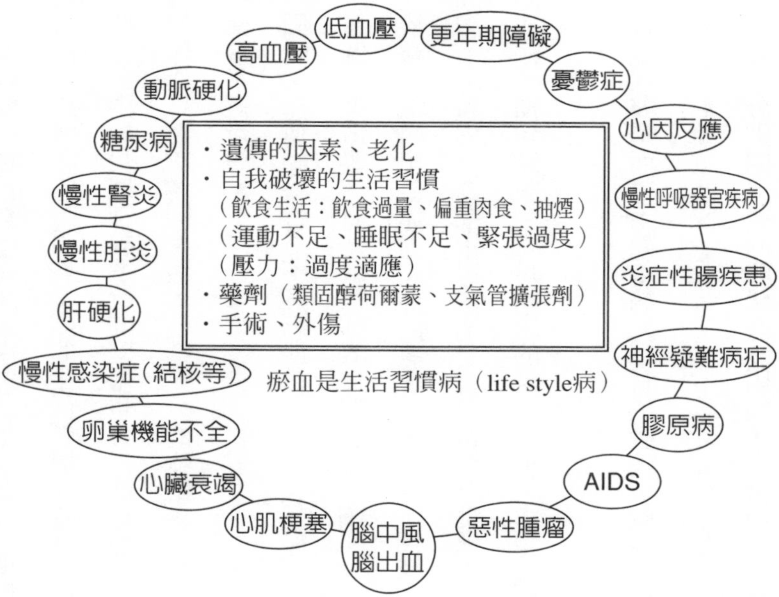

目前，被稱爲生活習慣病的癌症、心肌梗塞、高血壓、糖尿病等，就是破壞性的生活方式所導致的疾病，也是任何地方都會發生的一般常見疾病（common disease）。對於這些疾病，當然也包括預防的措施在內，醫師必須以具體的方法和步驟去面對。因此，爲了理解這些常見疾病或生活習慣病，我們必須引進中醫的「瘀血」概念，使其深入人心。

若要脫離前述自我破壞的生活方式，並有效地控制壓力，包括飲食、運動、睡眠、喝酒、排泄在內，這些基本的生活習慣，應該走向健康之道。

此外，由於交感神經系統的緊張也會形成瘀血，爲了在日常生活之中徹底放鬆，具體的作法是要有休閒生活，包括充分的睡眠、休息、運動、沐浴、溫泉、度假、音樂、與孩子遊玩等。

同時，還要配合實際上的需要，進行藥物療法。前述的桃核承氣湯、桂枝茯苓丸、當歸芍藥散等，就是最具代表性的驅瘀血劑。

桃核承氣湯用於體力充沛的患者（實證），桂枝茯苓丸用於體力中等的患者（虛實間證），當歸芍藥散則用於體力不濟的患者（虛證），像這種依病人的體力狀況開藥方的作法，換句話說，就是所謂的辨證論治，這正是中醫的艱深之處，也是其奧妙之處。

以現代醫學而言，如果病人感冒或發燒，就一律用阿斯匹林解決，但是，中醫則因人而異，對某些人用葛根湯，對某些人用桂枝湯或小柴胡湯，針對病人的疾病狀態、體質，分別開出不同的藥方。因爲，中醫原本就是注重個別性的醫療。

除了前面所舉的例子之外，漢方還有許多驅瘀血劑。例如，柴胡劑（小柴胡湯、柴胡加龍骨牡蠣湯、補中益氣湯等）。

另一方面，現代醫學的藥劑之中，也有一些可作爲驅瘀血劑。前述的Coenzyme Q10在現代醫學上（在美國就像維他命一般，藥局、藥店可自由販賣，日本從幾年前就開始販賣），就是最具代表性的驅瘀血劑。

瘀血治療與養生、行為革新

瘀血治療的基本在養生，也就是朝向自己期待的目標，做出眞正的行爲改變。以下我將舉出一個實例。

病例爲四十六歲的男性，大學教員。

主要症狀爲高血脂症、膽結石症、脂肪肝，談到家族病歷，他的父親因心肌梗塞而死亡，母親則依然健在。

他目前的病歷狀況大致如下。

打開患者的病歷，可了解他的性格屬於A型行動性格（參照185頁），只要一刻脫離了工作，就會感到惴惴不安。此外，他對周遭環境也有過度適應的傾向。生活方式則爲長期的單身赴任，並且爲離婚問題而深感苦惱。他平時非常忙碌，睡眠時間只有五至六個小時。飲食則是一日三餐都在外面解決，因此十分不規律。他也沒有積極地運動。經常一連數天，都在學校忙到深夜，他不斷地工作，連假日也從不休息。病發前一個月，竟然出席了十二場學術會議。他從十八歲開始喝酒，經常連日開懷暢飲，有時還會陷入酗酒的狀態。他並不吸煙，疲勞時常喝紅茶或咖啡，偶爾服用一些口服液、維他命。他的工作非常忙碌，雜務也很多，大多瑣碎而無意義，同時他又處於無法自我實現的狀況，但是對部下卻有強烈的責任感，因此陷入極大的矛盾之中。

我想向各位說明他的治療經過，病發一個月後，他取消了一切的行程計畫，進行腹腔鏡下膽摘除手術。之後，他就不再喝酒。並且逐漸能夠控制飲食、運動。至於他所服用的藥劑，則包括柴胡加龍骨牡蠣湯萃取汁七．五g、紅參末三g、Coenzyme Q10三〇mg。結果，不僅高血脂症、脂肪肝都消除了，還維持著良好的狀態。

至於瘀血分數的變化，手術前爲四十六至四十八分（屬於重度瘀血病態），手術後是八十三分，一個月後降爲四十九分、兩個月後再降爲二十七分、三個月後只有五

圖9-7　瘀血分數的變動

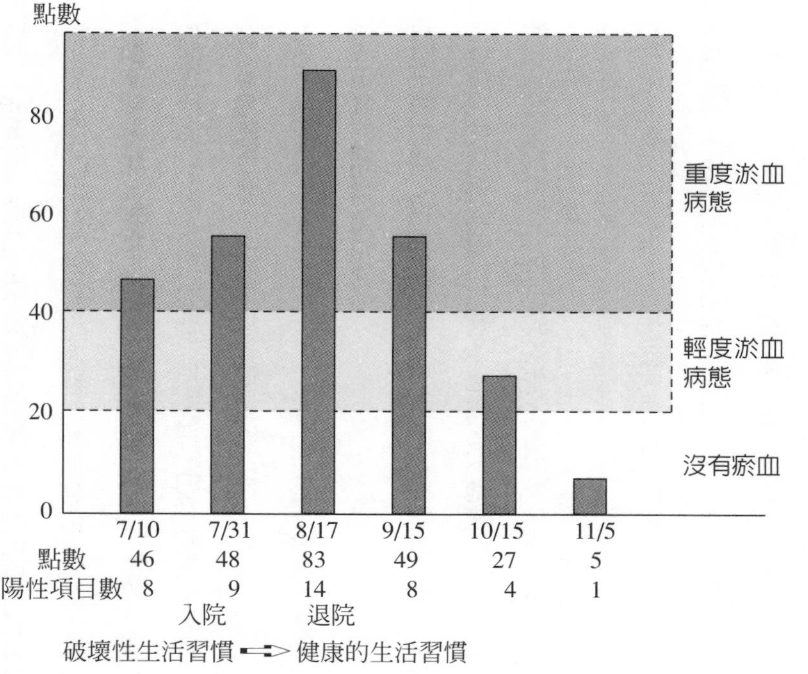

分（非瘀血病態）。這是因爲病人出院後就養成健康的生活習慣，才能如此迅速地恢復正常。瘀血分數的變遷如圖9-7所示。

造成瘀血的最大因素，一般認爲在於慢性的壓力。這位病人的重度瘀血病態，也是因爲過度要求自己去適應壓力，才會形成破壞性的生活習慣。他爲了承受日常的壓力，其因應方式就是喝酒（有時喝得爛醉如泥）、卡拉ＯＫ，或者是勉強地工作，藉此獲取成就感。但是，結果卻導致膽結石症、高血脂症等生活習慣病（成人病）的發作。不過，膽結石症的發作（疼痛與腹瀉），促使他下決心動手術，此外他對醫師的行動醫學教育也直接做出反應，所以能夠將因應壓力的方式，改變爲比較健康的方向。

「人的行動都是有意義的。」這是艾利克森所說的話，但是決定行動的最主要因素則爲「生命的意義」。

當時，這位病人已經面臨了本質上的自我實現問題，但是他卻無法正視問題，而選擇了逃避。住院期間雖然只有十七日，對他來說這是第一次經驗這麼長的休假。在那段期間，他能夠再思考自己的人生，對於多年來縈繞在心的本質上的問題，也得以正視而不再逃避。此外，手術時所體驗的疼痛也成爲逃避學習（因爲某些可怕的經驗，而避免再做同樣的事，並逐漸形成新的行爲）。由於這是親身的體驗，病人爲了實現某種意義，生活方式的重建（行爲革新）是可能的。

如前所述，從病人的行爲看來，他屬於典型的Ａ型行動性格。所謂Ａ型行動性格，是由弗萊德曼等人（M. Friedman & R. H. Rosenman, 1959）所大力提倡的行動性格，其特質如**表9-3**所示。

表9-3 A型行動性格的特質

1. 容易生氣，經常大聲吼叫
2. 競爭心很強。一旦輸了，就非常懊惱
3. 時間老是不夠，總是忙得不可開交
4. 無論對自己或他人，在時間上是嚴格要求的
5. 開車時如果被別人超前，一定會再追上去
6. 前面的車子如果開得很慢，就顯得焦躁不安
7. 經常坐立不安
8. 無法排隊等候
9. 用餐的速度很快
10. 總想在有限的時間內，完成許多工作
11. 強烈要求成就感
12. 因工作量多而深感驕傲
13. 同時進行兩件工作
14. 對於工作的評估，往往重視量的多寡，而非質的好壞
15. 一旦手邊的工作停下來，就會產生罪惡感
16. 爲了儘速完成工作，從早到深夜都留在公司
17. 中午也不休息片刻，立即投入工作
18. 無論是工作或休閒都充滿了挑戰
19. 生命的意義就是工作，沒有什麼特別的嗜好
20. 對現在的工作，過度勉強自己去適應
21. 對工作有強烈的責任感
22. 由於假日上班、加班，而犧牲了家庭生活

（M. Friedman & R. H. Rosenman, 1959）

A型行動性格和心肌梗塞等梗塞性疾病有關，早已是眾所皆知的說法。但是，A型行動性格具有行動力，同時也擅長下決斷，所以，它的行動力是令人期待的。也就是說，當他們對自己的性格產生自覺，就會立

即想要改變過去的行爲，因此心肌梗塞復發的機率反而很低。有人指出這時病人教育很重要，換言之，必須使病人對自己的性格、行動產生自覺。行爲科學的教育，舉例而言，像這次的逃避學習或模仿（以能夠改變行爲的人爲模範，使參與者模仿其行動）最有效。

「區分」的重要性

回顧這位病人的病例，在進行瘀血治療時，從前述的破壞性生活習慣的擺脫（養生）、身心的徹底放鬆、脫離失體感症及失感情症、對生活意義的覺醒，還有包括驅瘀血劑在內的藥物療法等，都是必要的措施。

進行治療時，雖然瘀血治療主要是靠中藥方劑，我們應該更積極思考東方醫學在本質上的方法，也就是「養生」。

形成瘀血的主因是壓力，我們對於慢性壓力的消除，更應依照每位患者的特性，分別採取各種方法，請看**表9-4**。

已故的有地滋教授（近畿大學附屬東方醫學研究所）曾經明確地指出「如果能夠

表9-4 瘀血的控制方法

1. 擺脫破壞性的生活習慣→養生（行動革新）
   - ☞ 設法從慢性壓力中解放出來
   - ☞ 改變應付壓力的方式
     運動、飲食、喝酒、睡眠、排泄的控制
   - ☞ 行動醫學的方法
2. 在身體、心理、社會、存在上，都要徹底地放鬆
3. 對生命產生自覺
   - ☞ 設法脫離失體感症、失感情症
   - ☞ 心身醫學的方法
4. 對生存意義的覺醒
   - ☞ 意義、責任、自由
   - ☞ 實存分析療法
5. 藥物治療
   傳統的東方醫學：驅瘀血劑（桃核承氣湯、桂枝茯苓丸、當歸芍藥散等）
   現代醫學：Coenzyme Q10

控制瘀血，就能控制二十一世紀的醫學和醫療」，這句話的意義在於，爲了實踐「防治未病」的概念，瘀血的觀念不可或缺。

「未病」有兩層意義。其中之一是「臟器相關性未病」，當某一臟器被侵犯了，就會出發治療其他臟器的指令；另外一層意義是指慢性疾病潛伏期的「未病」，也就是「遺傳因子性未病」。這兩者都是很重要的概念，本病例的「未病」可說已兼具兩者的特質。膽結石症不久可能會發展爲膽囊癌，高血脂症和脂肪肝可能會併發動脈硬化症，甚至還會演變成心

肌梗塞、腦中風。

以本病例的治療方法而言，對於像膽結石症之類器官上的疾病，採取的是外科手術；但是對於瘀血的治療，則以心身醫學（行動醫學）爲主，並納入傳統東方醫學的方法。像這樣分別運用各種醫學方法，在疾病的治療上具有重要的意義。

突然死亡的學生

「防治未病」是醫療上的重要課題，因此我將舉出一個令人感到遺憾的例子。

本病例的主角是二十三歲的男學生。

根據入學時的健康調查，「大致健康」他自己如此記載。身高一百七十八公分、體重六十．五公分、血壓一一四／六〇mmHg，至於生活問卷的內容，大致爲每天兩餐（不吃早餐）、偏食（一）、睡眠八小時、運動（一）、喝酒（每週三次）、煙五十根／天。

他在大學曾經休學，直到去年才再度進入醫學院。由於雙親給他的生活費很有限，入學後一年就決定休學，專心打工賺錢，據說一年就存下六年的學費。可見他的求學意志很強。

翌年，他復學了。初夏的某一天，由於他一連好幾天都沒有在課堂上出現，朋友就去公寓拜訪他，卻發現他在準備用餐時倒下去。雖然朋友以救護車送到醫院，但是診斷的結果是已經死亡三天了。當時的髓液為血性，死亡診斷書上所寫的是蜘蛛網膜下出血，不過由於並未進行病理解剖，眞正的死因並不清楚。

他去世之後，我們檢討他入學時的身體檢查報告，無論是血液檢查、血液生化學檢查、尿液、心電圖等，所有的項目都沒有任何異常。

不過，唯有瘀血分數卻呈現出較高得分（三十二分：瘀血病態）。我們從很早以前，就將瘀血納入學生的健康檢查。此外，對於門診病人的檢查，也將瘀血納入必要項目。

這位男同學的瘀血分數檢查，包括眼眶色素沉澱、牙齦偏向暗紅色、舌頭偏向暗紫紅色、皮下溢血等各項目，都呈現了陽性反應。

今天，突然死亡已經逐漸成為日本的社會問題。這位男同學的病例也是如此，這個問題正逐漸向年輕階層擴展，我所看過的最年輕的病例只有十七歲。

造成突然死亡的疾病固然很多，但是仍以梗塞性疾病爲主。欲觀察其徵兆是很困難的。我們爲了在未形成的病態（未病期）中，就診斷出疾病的前兆，而採用非侵襲的方法（不讓患者感到痛苦的方法），並想出下列幾項要點，藉此進行綜合的判斷。

1.醫師對於各種症狀，應該仔細詢問病人，如此才能精確掌握症狀，尤其是關於家族病歷、疲勞狀態。

2.從心身醫學的觀點，活用各種方法，觀察病人的行爲，藉此了解病人是否已陷入失感情症、失體感症、失意義症，並進一步了解病人是否屬於A型行動性格，或是否正處於過度的適應狀態？以及病人處理壓力的方法。

3.從傳統東方醫學的觀點所產生的方法：瘀血的診斷。

4.柯洛多可夫音圖（KSG）的測定，特別是直角三角形的出現（參照圖9-8）。

5.依謝隆的站立測驗，所做的血液循環反應的測定（參照85頁）。

6.腦部的CT、MR檢查：MR遠比CT有效。

所謂柯洛多可夫音圖（KSG），是指將測量血壓時的聲音（稱爲柯洛多可夫

圖9-8　柯洛多可夫（Korotokoff）音圖（KSG）的七種類型

型	不等邊三角形（SW）	梯形（TR）	雙峰（TW）	聽診（AG）	直角三角形（RA）	虛血（IS）	心律不整（JR）
樣式	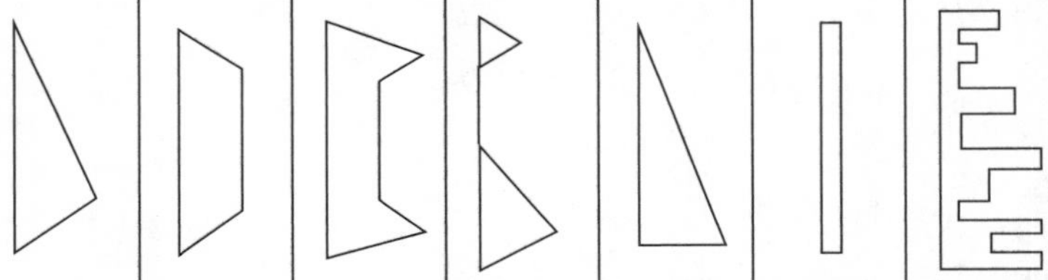						
診斷的參考	・正常 ・非動脈硬化型 ・高血壓	・肥胖 ・高血壓 ・動脈硬化測定肢下垂 ・興奮狀態	・高血壓 ・強烈的動脈硬化	・高血壓 ・重度的動脈硬化 ・高齡者	・冠狀動脈疾患 ・突然死亡 ・梗塞性疾患	・貧血（站立性） ・低血壓 ・拒食症 ・測定肢上舉	・體動 ・心跳加快 ・心律不整

藉由柯洛多可夫音圖（KSG），即可測知手臂的血流狀態。根據圖型可作爲診斷上的參考。例如，TR型以及TW型和RA型的合併，都很有可能引發梗塞性疾患，因此相當危險。（Nagata, K., V3）

音），以圖形來呈現，然後再從圖形推測出血液循環。根據圖形的樣式，可以解讀出動脈硬化、虛血性心臟疾患、心律不整等疾病。這是武田見太郎先生提出來的構想。各種圖形的樣式如圖9-8所示。

雖然那位學生的健康檢查並無異常，但是他的瘀血分數卻很高，此外，這也和飲食、吸煙等生活習慣有關。還有，根據朋友們的說法，他也是典型的A型行動性格。

從這些觀點看來，他的猝死或許是可以防範的，這不禁令人深感懊惱，當初應該採取更積極的作法。

瘀血狀態和梗塞性疾患有密切的關係，突然死亡也與之脫離不了關係，因此一般認爲這應該可以預防。

瘀血與自我控制

若要明確說明瘀血狀態，主要是血小板機能的亢進、心臟機能的低下所導致。瘀血與許多疾病有關，特別是心肌梗塞、腦中風等梗塞性疾病的未病期。

如前所述，突然死亡的患者之中，有許多都呈現出重度的瘀血狀態。但是，他們非但沒有察覺情況的嚴重性，而且還置之不理。因爲，這些患者平時都很忙碌，一心只想成功，對於身體上的不適無法去注意。從此可以看出，過度適應、失感情症、失體感症、失意義症等身心醫學問題的重要性。

如何從失感情症、失體感症、失意義症（存在的虛無）等解放出來，目前已成爲重大的課題，透過傳統東方醫學的觀點，也就是瘀血的概念，可使患者發覺失體感症的嚴重性，因此這可說是最迅速的方法。醫師如果向病人提到心靈或感情上的問題，病人有時會產生抗拒，但是傳統東方醫學的方法，原本就是透過身體的問題，進一步探討心靈的問題。這種經由身體到達心靈的方法，患者應該比較能夠安心地接受（參照圖7-5）。舉例而言，最近以法國爲中心，將這種傳統東方醫學的方法，稱爲身體療法，並且形成一股風潮。這也可看出傳統的東方醫學與心身醫學的合作。

具體的作法就是每天早上，當你刮鬍子或化妝時，若能觀察一下鏡子中的自己，就有可能產生自覺（參照圖9-1）。醫師必須將瘀血的診斷方法傳授給患者。換句話說，醫師爲了使患者能夠做到自我控制，而教育他們瘀血的觀念，同時也爲了診斷出機能上的病態，以及病期的發展情形，或許有必要將瘀血視爲vital sign（最基本的診察行爲），並納入日常診療之中。

上述對機能病態的診斷，正是爲了防治未病而採取的措施，並非只限於瘀血的概念。除此之外，傳統的東方醫學在這方面也有許多概念。例如瘀血、水滯等概念，都是傳統的東方醫學的觀點，藉此可以察覺到身體狀況或心情的變化。從機能上的病態恢復健康，這是可行之道。由此也可看出東方的智慧。

覺醒與死相的科學：音樂家的感性

作曲家團伊玖磨在《朝日GRAPH》寫眞雜誌，所發表的「煙斗的煙」散文專欄，已經連載了一段時間了。我是他的散文迷，經常閱讀他的作品，有一天，我在新幹線上偶然讀到一篇以〈死相〉爲標題的文章。

「作曲家談死相？」我一方面覺得很納悶，就開始閱讀那篇文章，隨著閱讀的進行而深受吸引。文章所敘述的是，團伊玖磨在機場偶然和朋友相遇，就在那一瞬間，他發覺那張臉上浮現出死相。

以下摘自原文的最後一段，不過人名以〇〇表示。

……三月二日。〇〇先生因肝功能不全而死亡。在報紙的死亡報導和我之間，橫亙著一年前的黃色絲巾，以及更早之前和他所作的種種交談。

在歲月的流逝中，曾經和各式各樣的人一同散步或擦身而過。在人的流動之中，自從○○先生去世以來，無意中，儘管浮現出死相的臉向我逼近，我也覺得這或許是相逢，因此開始有恐怖的感覺。最近，我無意中看了電視的國會轉播，竟然在十多個人坐在一起的畫面中，看到其中有兩個人明確地浮現出死相，我急忙將電視關掉。

從未看過面相的我，竟然會對人的死相有感覺，這究竟會有什麼後果，我自己也不是沒想過。但是，我認為人在死亡之前，臉色有所改變也是很自然的，而且過去也曾經發生過。凡是自己親愛的人、尊敬的人，不，即使是陌生人的臉，只要看到那張臉上逐漸浮現出死相，就會感到無比的恐懼和悲傷。

自古以來，長生不老就是人類的願望。即使到了今日，人們對健康的檢查也絲毫不敢鬆懈。當然這是非常重要的，但是人如果真的有所謂的死相，今後除了對內臟和各器官的檢查之外，似乎也有必要開發新領域，增加臉部檢查的項目。

〈團伊玖磨：散文連載「煙斗的煙」第一四八三回，摘錄自〈死相〉一文，《朝日GRAPH》，一九九三年，七○三五號：一二二頁〉

各位或許沒想到，他所說的「死相」正是瘀血的症狀。或許團伊玖磨先生也不知道什麼是瘀血。但是，我想這是作曲家的感性，與其豐富體驗的交互影響，才為他帶來這麼敏銳的直覺。他的心思之細密眞令人折服！俗語說精通一事，則萬事皆通，但是當我閱讀這篇文章，除了驚訝之外，已不知該說什麼了。眼眶周圍發黑、臉色不好、唇色呈暗紅、皮膚粗糙等，這些呈現在臉部的瘀血症候，就可說是「死相」。

幾年前，流行於孩子之間的「僵屍娃娃」，就是指甦醒過來的屍體。僵屍的眼眶發黑、臉色慘白，簡直就是瘀血的症候。

就像團伊玖磨所說的，我們為了創造自己的健康，應該活用「瘀血」的智慧，每天早上只要花一點時間照鏡子，並觀察自己的臉色，就能及早發現問題。

一個成功的自我控制實例

有一位女性實踐上述的方法，而創造出健康的生活。

當她前來門診時，這位罹患支氣管氣喘的鈴木太太（假名，五十八歲，任職於高爾夫球場）拿著一封介紹信。鈴木太太的丈夫早已過世，她在高爾夫球場擔任助理，將兩個孩子養育成人。她來看病是爲了控制氣喘的毛病，她過去一直無法有效抑制。另外，她也希望能夠逐漸減少用藥的份量。

鈴木太太在高爾夫球場擔任助理，所以她一直爲工作時的發作，而感到惴惴不安。事實上，她過去經常在球場上發作。她每天服用類固醇荷爾蒙和支氣管擴張劑，並在發作時使用吸入藥。特別是在氣候多變的季節，由於不知何時會發作，她更是爲此而感到害怕。

過去每逢在工作中發作，只用吸入藥無法立即收效，同時也曾經因爲病發而呼叫救護車，這件事使客人和周遭的人受到干擾，使她深感沮喪。但是，她並不想辭去工作，也覺得非常煩惱，主治醫師對此也很頭痛，就把病人介紹給我們。

她所服用的藥劑都會導致瘀血。她的臉色很不好，眼睛周圍有黑色素沉澱，同事爲她取了「逆貓熊」的綽號，因爲貓熊的眼睛周圍是白色的，她卻是整個眼圈都呈現黑色。我爲她作瘀血分數的測驗，結果當然是重度瘀血病態。

我和她談起關於瘀血的問題，我對她說「每天早上，當妳照鏡子的時候，最好能觀察一下眼睛周圍、嘴唇、牙齦和手掌的顏色」，並開出驅瘀血劑（柴胡加龍骨牡蠣湯與（Coenzyme Q10）。我開這些藥是爲了預防氣喘治療藥的副作用，同時使藥量能夠因而減輕一些。

幾個月後，氣喘的治療藥已可大幅減量，她爲此深感喜悅。不過更令人高興的是，連氣喘的毛病都能逐漸做到自我控制。

「醫師，最近我已掌握到氣喘發作的徵兆了。就像你所說的，早上照鏡子，若發現嚴重的瘀血現象，氣喘就會發作，但是瘀血若不明顯，即使發作也不會太嚴重。現在，我的預測已經達到一〇〇%的準確率。所以，只要觀察早上的狀況，我就能夠調整出當天的藥量！從上次發作以來，就從來沒有再發作了！」

她的自覺和發現眞是太好了！

「妳已經掌握秘訣，不必再來看診了！」

我寫信給她先前的主治醫師，請他繼續追蹤病情。因爲他的診所離她家比較近。

此後，每年大約二至三次，每當我快要遺忘這件事，鈴木太太就出現了。

「我有時候也想看看醫師的臉。」她對我說。

總之，鈴木太太的氣喘完全控制住了。

第十章
實存分析療法
是全方位醫療的核心

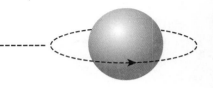

何謂全方位醫療的核心？

全方位醫療的核心（core）在於人的存在意義。醫療是從醫師和患者的眞摯相遇而展開的。這就是所謂的「一期一會」（意指一生難得一次的相會，比喻相會極其珍貴）。

在相會的一瞬間，醫師開始去了解患者的需求。我們可用英文中的tuning in來形容，所謂tuning in，就是指作爲治療者的醫師，直接去觸動患者心中的琴弦。當彼此產生共鳴，表示患者的問題已經有明確的焦點，可以開始解決問題了。

進行tuning in時，熟練的醫師會把焦點放在患者這個人的存在意義。這是非常直接的方法，也是最直接的共鳴方式。這種將焦點對準病人的存在意義的方法，稱爲實存分析療法（logo therapy）。

實存分析療法的歷史與發展

實存分析療法（logo therapy）是由V．E．弗蘭克所提倡的精神療法，又稱爲

「意義治療法」，或者是「存在分析療法」（existential analysis）。Logos是希臘文，表示意義或存在。關於實存分析療法，我在前面已簡單地敘述過，不過在此我想以弗蘭克的研究成果爲中心，回顧實存分析療法的歷史發展。

弗蘭克繼承了弗洛伊德（S. Freud. 1856-1939）、阿德勒（A. Adler, 1870-1937）等維也納精神醫學先進的研究成果，並加以發揚光大，他的學派稱爲「第三維也納心理治療學派」。然而，他的學說與正統的精神分析學大異其趣。換句話說，實存分析的人生觀和過去的精神療法，有相當大的差異。

我想大家都很清楚，精神療法是隨著時代的必然性，而逐步發展其特性。如果從精神療法的歷史看來，實存分析療法應該屬於比較新的療法，因爲它很符合二十世紀後期的時代精神。

弗洛伊德是最初將精神療法，作爲科學立場的精神治療手段，但是他的時代是性壓抑的時代，於是便以「追求快樂的意志」來說明人心的原形。因此，將人類視爲受本能衝動所驅使的存在。

雖然阿德勒是弗洛伊德的學生，不過他的個人心理學，卻以「追求權力的意志」

來說明人心的原形。因此，阿德勒把人類看成在某種力量之下，也就是說，是受到地位、名譽、金錢等所支配的存在。

另一方面，盛行於一九四〇年代的行爲科學，以帕洛夫（I. P. Pavolv）、瓦特森（J. B. Watson）、史金納（B. F. Skinner, 1904-1990）等人的「學習理論」爲基礎，由渥爾畢（J. Wolpe）、艾森克（H. J. Eysench）等人在臨床上實踐。

舉例來說，神經症也是處於學習的狀態中，藉由學習使患者得到解放，同時還必須驅使患者重新學習。簡而言之，行爲科學把人視爲完全受社會環境支配的存在。

由此可知，上述各學派的心理學對於人心，以及除了人以外的動物的心，都沒有作明確的區分。甚至只強調無論是動物或人類，其共通之處只在於「動物性、衝動性」。

弗蘭克是阿德勒的學生，因此他所主張的實存分析，並非否定人類心中的「動物性、衝動性」，而是主張除了動物性之外，人類還具有人特有的「精神」。這裡所說的「精神」，與一般所謂的「心理」，在語義上有微妙的差異，精神並不存在於人類以外的動物之中，而是更高層次的事物。

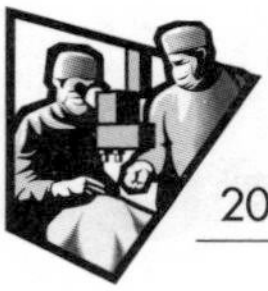

也就是說，除了動物與人類之間共通的心理（動物性、衝動性）之外，弗蘭克使人類發現更高層次的「精神」機能，藉此人可以基於自由意志，做出負責任的決斷，成爲能夠追求人生意義或價值的存在，換言之，他認爲人是能夠激發出一股「追求意義的意志」。也就是說，人類具有追求進步的意志，是能夠採取積極態度的存在。這正足以凸顯出人的價值。並稱之爲「態度價值」。

反過來說，在這裡應該注意的是（或者也可說是常被誤解之處），弗蘭克的思考方式，絕對不是在否定人的動物性或衝動性。人類特有的精神性與動物共通的心理性，這兩者混合在我們人類之中，實存分析的功能在激發人的精神性，使人產生自覺。

意義，唯有在自己下決定的情況下，才能得到滿足。作爲治療者的醫師和治療師，主要的任務在於刺激患者的精神性、自律性，並使他產生自覺。

另外，實存分析中重要的是，把焦點放在如何突破現狀的「如何」（how），而不是追究原因的「爲什麼」（why）。這也是實存分析和過去的精神分析，最大的不同點。

這種想法與東方的哲學是相通的，因爲東方哲學很重視「順其自然」（as it is）。

實存分析療法的理論

實存分析療法是訴諸人類logos的精神療法。在這裡，「logos」表示「實存」之意，它具有以下三種涵義：

1. 人類存在應有的狀態。
2. 存在的意義。
3. 對於「追求意義的意志」之實踐。

有時logos被翻成「語言」，由於實存分析療法常被認爲是高度的說服療法（即治療者用語言說服患者），不過這是難以想像的誤譯、誤解。

此外，所謂「分析」，既不是弗洛伊德的精神分析中所說的「分析」，也不是表示「解析」、「分解」之意。在此若要了解「分析」的正確意義，應該把焦點指向康德所提倡的「人類存在原本就有具體的意義」，換言之，表示想要「理解」人性之意。

圖10-1　從實存分析看何謂人的「心」

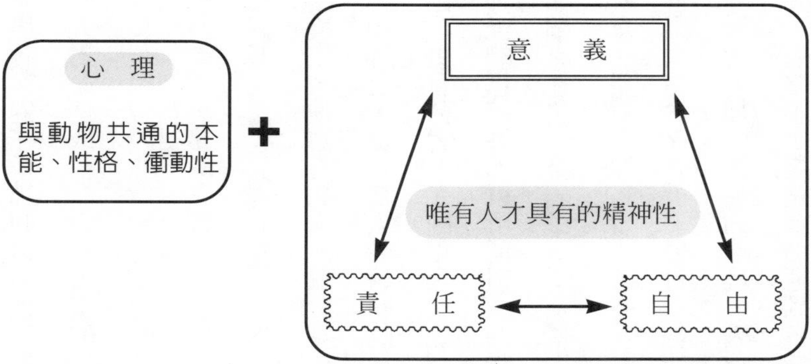

（根據V. E. Flankl。K. Nagate作圖）

所謂實存分析療法，就是有關人類存在的治療法，也是支持人類特異性（人性）的心理療法。在此應該注意的是，實存分析療法並非刻意和過去的心理療法對立，而是站在補其不足的立場。這點很容易受到誤解，希望各位能夠充分理解。

還有，由於實存分析會刺激到患者的精神性、自律性，治療者千萬不可忘記，絕對不可強迫患者接受自己的價值觀、人生觀。

實存分析的本質在人的精神、人類固有的自由性，使患者在負責任的原則下，發揮自己的自由，並且應用於治療（圖10-1）。

使患者對內在精神的自由性和責任性，能夠自發地覺醒過來，並使他產生自覺，體會到人對命運或宿命也有抵抗的自由，然後再進一步使他發現獨特的人生意義。結果，確實有患者因而做到「實存的轉換」（人格態度的改變）。

眾所周知，弗蘭克曾經成爲俘虜，在阿維舒比茲集中營體驗過極限狀況（他日後將這段經歷，寫成《夜與霧》一書）。所有的家人都在集中營的瓦斯室中犧牲了。但是在困境中，他體認到人無論置身於任何極限狀況，只要一閉上眼睛，他的精神就能在花園中神遊，這就是人類特有的精神自由，也就是說，人類具有決定採取何種態度的自由。更有甚者，弗蘭克也察覺到若以精神的自由性爲訴求，人類只要以與生俱來的精神上的抵抗性，就可能對人的實存性做出根本的擴展。

弗蘭克在集中營的生活，總是面臨「明天，我或許會被送進瓦斯室」的不確定感，宛如生活在恐怖的深淵之中，這眞是令人喘不過氣來的極限狀況。從那樣的環境中孕育出來的實存分析，絕對不是抽象或思辨的，而是實踐和臨床的產物。

今天，人類所置身的環境，因爲物質文明的發展，大家都能享受富裕的生活，然而人的一生之中，還是會遭遇到各種極限狀況。現代物質文明所造成的極限狀況，其實也並不算少。以科技爲代表的各種壓力問題，適足以說明一切。此外，許多正在發展中的癌症、神經重症、膠原病等在治療後產生不良疾病的患者，脊髓損傷、人工透析等身體殘障的患者之安置狀況，也正面臨了某種的「極限狀況」。

另一方面，神經症的患者之中，確實有些是源自幼年的不幸體驗，例如，心理的外傷體驗等就具有重要的意義。此外，目前的心理糾葛、家庭內的各種環境問題等，這些因素也和病發有極大的關係。當然，我們對於這些問題一定要發揮洞察力。但是，在這些原因和誘因之後，還潛藏著不少實存上的問題（喪失意義）。換句話說，人活著是爲了什麼？（或者，過去是爲什麼而活？）生存意義爲何？（或者，過去的生存意義何在？）自己的價值究竟在哪裡？（或者，眞的有價值嗎？）像這些問題大多還潛伏著。

實存分析療法使病人發現自己的獨特性，以及唯有自己才能實現的人生意義、價值。而且，這些方法可以做根本上的治療。特別是神經症的某種類型——精神因性神經症，最適合以實存分析進行治療。當追求意義的意志受到挫折，正是形成這種神經疾患的根本因素。從這裡我們可看出實存分析療法在今天所代表的意義。

但是，實存分析的必要性並不只限於這些精神疾患。例如精神因性身心症的傾向，在各種生活習慣中都看得到。爲了糾正已經形成的、錯誤的生活習慣，患者必須對生存意義產生自覺。

實存分析的技巧

實存分析的技巧主要有兩種：(1)逆說導向，以及(2)反省除去。

逆說導向法

所謂逆說導向法，是指你一方面擔心某種症狀的出現，但是對於這種「預期的不安」，非但不設法逃避，反而更積極地強化心中的不安。

由於某種症狀，而產生了恐懼感（「不安」的對象曖昧不明，「恐懼」的對象則非常明確），也因爲心中的恐懼，使症狀更加嚴重。這形成了惡性循環。爲了中止這樣的惡性循環，必須使患者改變態度。

一般而言，人都想要逃避這樣的恐懼，但是逆說導向法卻背道而馳，非但不協助患者逃離恐怖，反而使他們的態度改變方向，將患者內心對疾病的恐懼和不安激發出來。然而，一旦患者對症狀的態度改變了（即產生恐懼），症狀就會逐漸改善。

這種方法經常出現於黑色幽默或江戶落語（單口相聲）。從「無論如何都要以微笑面對」的黑色幽默或江戶落語，我們可以看到即使被命運捉弄，依然堅強活下去的庶民形象。

此外，在爲糖尿病等慢性病做醫護時，經常有人會提到「一病息災」（罹患了像糖尿病這樣的疾病之後，才知道更積極地創造健康，反而能夠長壽）的想法，或許也是逆說導向的思考方式。

反省除去法

所謂反省除去法，是指對於症狀終日惶惶不安的患者，治療者應該設法轉移其注意力，使他不再受到症狀的束縛，將注意力投注在對人生有意義和價值的外界事物。換言之，這是使病人擺脫束縛的方法。

這種方法將注意力轉移到其他的事物，使深受疾病束縛的自己，在態度上能夠更加從容，這是積極地使自己放鬆的方法，甚至可說是東方人特有的作法。

以「今日大事」爲題目，鼓勵住院病人記錄每天的生活，使他們對每天的生活產生自覺；還有，「生命回顧訪談」可以讓病人回顧人生，藉此再度確認自己的生命價值，也是反省除去的具體方法之一。另外，對於音樂療法或繪畫療法，甚至如俳句療法、詩歌療法等藝術療法，也可視其所採用的方法，而歸屬在這個範疇之內。

以上各種方法的共通之處，都是由患者先接受自己的苦惱，同時再從中找出意義，因此其目的都是在態度的形成。這也是患者藉由自己的力量，開始從內在發出「追求意義的意志」。

實存分析療法的適用範圍

如前所述，實存分析療法適用於許多疾患。同時，相對於其他的心理療法，實存分析是站在互補的立場發展出來的療法。因此，其應用範圍非常廣泛。

最具代表性的適應疾病就是實存神經症（精神因性神經症）、不安神經症。然而，實存分析的最大目的，應該是激發病人對「追求意義的意志」產生自覺，使他們從自己的人生發現意義，同時，這並不是在治療者的強迫之下發現的，而是病人以自己的自律而發現。

若從這個角度去思考，或許實存分析療法的適用範圍，並不只限於神經病症。事實上，現代社會的許多疾病，無論是就發作、發展或治療而言，大多是有關身體、心理、社會、存在意義（精神層次）上的問題。

舉例而言，一些「常見疾病」如糖尿病、肥胖、高血壓等就是如此。其實，各種身心病症（這裡是指廣義的身心病症，即生活習慣病）的治療，都可以運用實存分析。此外，對癌症末期、人工透析等極限狀況的醫療，在進行醫護時，除了實存分析治療法之外，目前尚無其他方法可解決問題。

如果忽略了實存上的觀點，將無法眞正解決問題，對於這些身心病症，我建議應該統稱爲「實存身心症」。

以現代病的特徵「失意義症」而言，如果這種症狀是以實存分析法，才逐漸走向痊癒，在這情況下，當患者對疾病的態度改變了，就表示醫師已經達成目標。也就是說，從向疾病挑戰的態度（fight against disease），轉變爲與疾病共生的態度（live with disease）。

藉由病人在態度上轉變，使他在病癒後能夠大幅改善身體狀況，我們在日常臨床之中，經常看到這樣的例子。

以終極的態度而言，有所謂「從病」（與疾病共生）的態度，這既不是逃避疾病，也不是與疾病戰鬥，而是人類獨特的壓力因應方式。「從病」並不是順從疾病，表面上好像任疾病擺佈，其實是以堅強的意志使疾病屈服。

生活習慣病的控制：糖尿病

我想以最具代表性的成人病（生活習慣病）——糖尿病為例，具體說明實存分析的應用。

糖尿病的治療必須採取飲食療法，但是以實際的臨床治療而言，這是一切治療方式中最困難的。許多老人在青春期的旺盛食欲，因為戰爭而受到壓抑，一直在饑餓中生存。現在好不容易才能享受富裕的生活，這些老人僅剩的生活樂趣卻又受到剝奪，我們應該強迫他們接受飲食療法嗎？究竟應該怎麼做才好呢？包括行為科學的方法在內，專家紛紛為此提出各種方法，但是任何方法都無法長久持續下去。

我們大多以實存分析為基礎，並且一併採用行為療法。

首先，即使你所面對的是老人，也要設法使病人發現固有的，或者是殘存的某種生存意義。這裡所說的生存意義，是指在孫子舉行成年禮之前依然保持健康，或是前往從未去過的巴黎旅遊等，總之從身邊的問題切入就對了。此外，最好是日常生活中能夠實現的具體目標。

然後，告訴病人爲了實現生存的意義，就必須積極創造健康（必要條件），同時也要讓病人了解，其實並不需要做什麼特別的事，只要在日常生活中做到自我控制（self control）。

醫師與病人要進行這樣的對話，必須先建立互相信賴的醫師—病人關係。這種實存分析法的實踐，醫師的態度非常重要。在這個階段，一定要做到臨床上的「知情同意」，也就是醫師必須將各種情形告訴病人，並且在取得病人的同意之後，才採取下一步行動。

同時，糖尿病究竟是什麼樣的疾病？也要對病人作詳細的說明。首先，不妨從概括的一般常識談起，再進一步將目前所處的狀態告訴患者。此外，對於治療後的情形和合併症狀，也應該作詳細的解說。還有以目前的狀態要恢復健康，究竟有多大的可能性？醫生將如何進行治療？病人本身應該如何做好自我控制？其可能性和必要性，都應該使病人充分認知。

最好不要以罹患糖尿病爲理由，禁止病人吃某種食物，或是只能吃多少卡洛里的食物。事實上，即使罹患了糖尿病，若能好好學習正確的飲食方式，就沒有必要限制食物的攝取，教育病人均衡攝取各種食物才是最重要的。例如，糖尿病患者吃飯的速度都很快，很少人養成慢慢用餐的習慣，所以醫師應該教他們充分咀嚼，才能享受到每一口食物。這時可以靈活運用行爲科學的方法（如模仿或逃避學習等，參照184至186頁）。

其實，糖尿病食譜是非常健康的食物，因此醫師不妨告訴病人，體重的控制可以預防其他的生活習慣病（成人病）。也就是說，罹患糖尿病的人生可以說是「一病息災」，這遠比「無病息災」更具有維持健康的效果，醫生應該將這些想法告訴病人。一個人如果沒有任何病痛，就不會到醫院看病，因而往往會疏於健康管理，「一病息災」是指假使有一病在身，就會定期去看醫生，如此也可能及早發現其他的疾病。

如前所述，這種一病息災的想法，就是實存分析所說的「反省除去」。

以飲食療法的教育而言，一方面採取行爲科學的方法，同時也讓病人親自去體驗。讓病人親自去體驗，具有非常重要的意義。藉由這種方法，病人在每天飲食療法的累積（體驗）之中，能夠逐漸發現意義，甚至能進一步享受與糖尿病共存的人生。

這種方法看起來好像很迂迴，卻是最強力而能長久持續的方法。

賈拉斯教授比較世界上的心理療法之後，歸納爲精神分析療法、體驗療法、行爲療法等三大類型。其中，被評估爲「短期而強力」的是體驗療法。體驗療法中最具代表性的首推實存分析療法。

老人醫療與生命回顧訪談

今後，老人將會不斷地增加。當我們思考高齡化社會的問題之際，生存的意義、生存的價值等問題非常重要，這是在根本上支持人類的支點。

巴特拉（R. Batlar）爲了給予這些老人生存的意義，提出了「生命回顧訪談」，這也可說是實存分析的方法之一。

老人和年輕人不同，無法把希望寄託於未來。本療法的重點並不是未來，而是使病人認識過去的生活歷程（老人的過去，以及生存本身）具有充分的意義、價值。

具體的作法是由其他的人（親人、治療者等），與喪失生活價值的老人進行訪談，然後透過訪談，使彼此對老人的人生以及老人的生活歷程之價值所在，能有更進一步的認知。訪問者除了聆聽之外，最好還要作筆記，或是以錄音機記錄下來。這樣就能隨時回饋給病人。

時間以每次二十分鐘最恰當。最好能夠持續進行下去。

許多老人在人生的最後階段，喪失了生存的價值，對於自己的人生是否值得活下去產生了懷疑。特別是感受到自己的死期的人，往往容易陷入懷疑的深淵。對這些老人若能進行生命回顧訪談，使彼此對老人的生命價值產生高度認同，肯定老人的一生充滿意義，這樣將會帶給老人新的生存希望與自信。

附帶說明，像這樣的訪談最好是由家人（特別是孫子）、親人（繼承者）共同參與。

如何從患者所扮演的社會角色，再發現其生存的意義，正是訪談的要點，岡堂哲雄將要點歸納爲以下幾點。此外，訪談中所詢問的項目，則如以下所示（摘自岡堂哲雄《老人醫護的心理學方法》，生涯規劃中心、健康教育服務中心，一九七六）。

1.回憶：因鄉愁、後悔、過去的理想化而感到的喜悅。

2.錯綜複雜的回憶：苦惱、罪惡感、過去的強迫性反憂鬱、失意、抑鬱、對於未來的恐懼、自殺。

3.兩者（1和2）的並存與解決：建設性的重組、創造性、智慧、慈善、平安、滿足、生涯的整合、自律、圓熟、誠實、實際地活著、整理自傳。

在這樣的過程中，病人將會透過訪談，逐漸體認到自己的人生是富足的。同時，聆聽患者的人生，藉由訪談與患者擁有共同的體驗是很珍貴的過程。

根據這些體驗，可能會激起患者「想要從事更多活動」的心情。「想要從事更多活動」的心情，受到「想要活得更好」的心理所支持，這時可告訴患者他還能做什麼？如此就能使他脫離退化、憂鬱的狀態，而死亡之前也能謀求生之充實。這就是生存意義的再發現。

那麼，各種的慢性疾病（生活習慣病）、癌症末期醫療、青春期醫療、復健醫療、慢性疼痛、原因不明的身體不適等，當現代醫療很難解決問題時，運用實存分析大多會成功。

上述的疾病群之中，患者對疾病的態度改變，也就是說，從與疾病戰鬥的態度，一旦轉變爲與疾病共存的態度，在治療之後，就會朝向原本所期望的方向大幅地改善，這是我們曾經體驗過的。甚至有些例子還設法達成某種「實存的轉換」。

像這樣的實存分析，就如同是一種實踐療法。它的應用範圍非常廣泛。置身於人性如此疏離的現代，實存分析可發揮極大的功用。

以生命回顧訪談減少嗎啡的用量

我們在末期醫療積極運用這種方法，藉此使死亡的過程充滿了尊嚴，這項嘗試也得到了成功。

我以下面的例子做說明。

安藤加根（假名，八十一歲）爲胰臟癌（胰頭部癌）的末期患者，每天都在痛苦的煎熬中度過。從腹部疼痛開始，當她發覺到症狀時，已經過了適合手術的時期。由於抗癌劑的副作用很強，不得不暫停服用。

她無法吃東西、難以入睡，每天在醫院的單人病房中，只能盯著天花板看，咬著牙忍受痛苦。她的嘴唇甚至都滲血了。

很遺憾的是，家人也很少來探望她，安藤的住院生活過得很寂寞。

由於腹部的強烈疼痛，安藤扭曲著臉，她難以抑制內心的憤怒說道：「我這一生辛苦走來，爲什麼還必須承受這種痛苦!?」

對於八十一歲的安藤來說，她已經快要迎接人生的最後一刻，即使沒有留下什麼，她的唯一願望只是儘快脫離病痛的折磨。但是，雖然她對此感到憤怒，嗎啡卻無法有效地止痛。只不過使用嗎啡之後，遠比不用時舒服一些。

爲了減輕她的疼痛（癌性疼痛），有一天我坐到床邊，不過她眼睛還是盯著天花板，我開始詢問一些問題。

「情況如何呢？」

「……」

「應該很痛吧？」

「……」

她不願回答我。我不知如何詢問下去，開始爲她診察。

突然，我想到話題了，就試著詢問。

「安藤太太，妳以前的工作是什麼呢？」

「……，我是產婆。」

「哦！原來如此，我出生時也是由產婆接生，這是母親告訴我的。大概是在嬰兒潮的時期。」

「是嗎，你也是嗎……。戰後那段時間很忙碌，不知爲多少人接生，可能有上百或上千人。……。但是我一次都沒有失敗過。當我覺得有點危險時，就立刻送到婦產科醫生那裡。每個人誕生時都充滿喜悅，……儘管如此，我卻得了這種絕症……。」

這時安藤那張充滿皺紋的臉，流下了一行眼淚。

這是她住院之後首度流露感情。

她從戰前就以產婆的工作維生。據說，她所接生的嬰兒人數高達一千名以上。過去產婆這項工作是她生命價值之所在，若與她談起工作的甘苦，她就很驕傲地述說過去的活躍情形，雖然這只是暫時的，她總算能夠從痛苦中解脫，甚至還浮現出笑容。

隨著感情的宣洩，她的嗎啡使用量竟然減少到三分之一。

我特別委託護士，一有空就坐在安藤的床邊，傾聽她的談話。那是我還不知道有「生命回顧訪談」時所發生的事。

兩週之後，安藤終於踏上旅程。她的臉上甚至還浮現出笑容，過去眼睛看著天花板時的嚴肅已經消失了。

她的人生意義在於過去生存所留下的足跡。一旦得到醫生、護士等第三者的認同，彼此能夠互相體認到「努力活過就是有意義的人生」，她也因此而得到心靈上的安息。結果，竟然達到嗎啡減量的效果，甚至具有鎮痛的效果，這難道不是尊嚴死嗎？

我感受到「生命回顧訪談」的無限可能性。

懷念的聲音或音樂，與回憶直接連繫。我們運用聲音和音樂，開發出能夠配合「生命回顧訪談」的相關錄音（東芝EMI公司：銀髮族健康維護系列中的「Silver Conditon」，唱片編號TOCZ-5100）。

實存分析與治療的自我

進行實存分析之際，最重要的是醫師本身的態度。要對患者存在上的病態（問題）產生共鳴，並不是一件容易的事。對於許多個別的患者而言，這是極限狀態的問題。他們凝視自己人生的眼光既認眞又嚴肅。爲了與他們產生共鳴，醫師本身也要具有明確的人生觀、世界觀、生死觀。這就是先前提到的「治療的自我」，同時也涉及「良醫即良藥」的藥理問題。

雖然其他的精神療法也一樣，醫師在運用實存分析療法時，特別需要潛入患者自我的深處，因此無論面對任何狀況，都必須堅持「中立的態度」。當然，醫師絕對不可以強迫推銷自己的人生觀或世界觀。醫師必須尊重病人所擁有的自律性、自己決定權。

也就是說，如何使病人以自己的意志，將自己固有的人生意義引導出來，才是醫師所考慮的重點。還有，醫師對病人的想法也不宜過度評價或貶抑，只要以接納的態度去面對，使患者自己去發現意義的價値。當然，醫師應該展現完全接納、支持和保證的態度。

另外，由於所處理的是患者在身體、心理、社會、存在意義上的各種問題，因此醫師必須嫻熟醫學、醫療上的，以及精神療法上的知識、技術。也就是說，爲了成爲專業的實存分析師（logo therapist），必須在良師的指導下，接受完整的訓練，雖然其他的心理療法也一樣。我想提醒各位，似是而非的實存分析是很危險的，初學者絕不可單獨進行實存分析，最好有人在一旁指導，再逐漸學習相關的技術。

對於患者在身體層面上的問題，我們醫師比較容易產生共鳴、理解，但是談到心理、社會層面的問題，就有必要經過充分的訓練。

罹患癌性疼痛的患者，或是陷入現代醫學難以克服的狀況如脊髓受損的病人、身體殘障的患者，還有連人的本能——食欲都喪失的神經性食欲不振症患者等，要對這些病人產生共鳴，實際上幾乎可說是不可能的。因此，必須引進實存的觀點。將這些觀點納入日常的診療中，醫師的包容力會更加深入，結果，有時患者會達到實存的自覺，甚至可能做實存的轉換。舉例而言，有人甚至克服了末期的癌症，連惡性腫瘤都自然退縮了，結果，不僅提高了QOL，也開創了豐富的人生。我們發現有不少患者展現出堅強的韌性，即使罹患絕症也懂得苦中作樂。我想那是因爲實存的自我洞察，使「向內環境穩定機制」開始發揮功能。

全方位醫療的三個階段與實存分析

我們所提倡的「全方位醫療法」，並非只是將醫療的視角放在患者的內臟，而是無論何時何地，都把患者視爲「生病的個人」，從身體、心理、社會、存在意義的觀點，進行概括的（全人的）理解，在這整個過程之中，試圖爲患者解決固有的問題。

以下，我想舉出全方位醫療法的三個階段。

第一階段

與疾病的對抗、從痛苦中解放：這是治療層次的醫療，因此需要迅速的診斷、治療。

第二階段

患者的全人理解：這是醫護層次的醫療，患者固有的病態究竟是如何形成？依照身體、心理、社會、存在意義的醫療模式，醫師、患者雙方將問題作全人的理解。這個階段能否實現，端賴是否能夠建立良好的醫師—病人關係。

第三階段

疾病的預防、積極的健康（positive health）之創造：這是自我控制層次的醫療，以在第二階段所得到的資訊爲基礎，模索患者固有健康的創造方法。

全方位醫療法的實踐，必須循序漸進地完成。

全方位醫療的第一階段和實存分析療法

實存分析療法對全方位醫療有何貢獻？這個問題很值得我們思考。

首先，第一階段（與疾病的對抗、從痛苦中解放）是從對患者的「包容」開始的，特別是那些具有個別性的患者，更應順其自然地對待他們。前來看門診的患者可說是形形色色，包括瀕臨死亡的人、罹患疑難雜症的人，以及慢性疼痛、原因不明的病痛等。

我們的共鳴能力，主要是在親身的體驗之中養成。但是，從來沒有人經驗過死亡。醫師最困難的工作之一，就是要對他人的死亡，或者是對死亡的恐懼產生共鳴。

末期醫療之所以困難，其原因在此。然而，這是我們應該正視的問題，因爲門診患者之中，對死亡感到恐懼的絕不在少數。

以現代醫學也難以治癒的疾患，包括膠原病等疾病在內，絕對不在少數。我們醫師對於這些患者的訴求，應該從包容和了解開始做起。初診的成功與否，醫師的態度足以決定一切，這說法並不誇張。

如前所述，實際上門診患者的個別性（多樣性），有時候遠遠超過醫師的共鳴能力，患者所抱持的問題也可能超越今日的醫療水準，這些例子並不在少數。

醫師如何以各種方法進行診斷，在某些情形下又該如何進行治療（有時治療未能如預期進行，反而只能以醫護來取代）？這時應該依醫師的責任與自由性作決定。作爲一種職業，這是醫師所面臨最重要的情況。

對於自己所實踐的醫學、醫療，若能擁有紮實的哲學、醫療觀、理論，即使面對超越自己共鳴能力的患者，或是無法以現代醫學解決的疑難症患者，也一定能夠發現解決問題的線索。同時，這也意味著對醫師所面臨的極限狀況，也能夠有效地回應。

除此之外，實存分析療法對「初期治療」（primitive care）也有貢獻。

例如，對於呼吸窘迫症候群（respiratory distress syndrome）的發作等，在臨床上不妨採取比較輕鬆的方式，以幽默感讓病人發笑。這也是將「無論如何都要以微笑面對」的黑色幽默，應用在臨床上。

此外，在高中生拒絕入學的案例中，有位病人甚至在門診時和我談論人生意義，因而發現人生的光明，並且從第二天就開始上學。

這裡舉出幾項應用方式，實際上還有更多的可能性。

因微笑而痊癒的過敏性大腸症候群

山下道子（假名）是高中二年級的學生。乍看之下，道子像是很快活的女孩子，事實上她有很深的煩惱。她早上一起床就肚子痛，並且經常腹瀉，在課堂中經常忍不住要放屁，如果勉強壓抑下去，肚子就會感到脹痛。她對此深感困擾，因而前來看診。

道子的症狀屬於「過敏性大腸症候群」，高中生很容易發生這種症狀。這種疾病發作的主因是壓力，由於精神的緊張作用於腸部，使腸部發生過敏，並產生下痢、腹痛、放屁等症狀。高中生大約有不到二分之一的人，經常會出現像這樣的機能性疾患，一旦患者開始在意腹部的症狀，就很不容易治癒，是一種相當棘手的疾病。

初次到醫院看門診時，道子非常緊張。她的手按著腹部，臉上呈現出痛苦的表情。

躺在診察台上接受診療時，道子讓我觸摸她的腹部，看得出來她正在忍受搔癢。

「怎麼了？妳覺得很癢？笑一笑就過去了。」

「啊，不……，是的。」她說著卻板著臉。

「來，看這裡！」

我拿著原子筆，在她面前轉動。

「……咦，這是什麼？哇！」她說著竟然笑彎了腰。站在一旁的護士，以不可思議的表情看著我們，然後也和我們一起發出笑聲。

這動作並沒什麼大不了的，只是想試試看青春期特有的豐富感受性。

笑過一陣子之後，我開始發問。

「如何？肚子還會痛嗎？」

「咦，已經不痛了。」

如此一來，我才了解道子只要一發笑，她的症狀就紓解了。這是真實的體驗。笑容使緊張在一瞬間瓦解。因此，大腸的緊張和過敏也隨之解除。人往往在放鬆的狀態中，他的本性才會呈現出來。這是從實存分析的技巧得到的靈感，即根據「反省除去」的技巧。

此後，道子才逐漸展現笑容，她的個性也愈來愈開朗。半年之後，道子對我說道：「醫師，最近即使是在課堂中，我也能夠輕鬆地放屁了。一發出聲音，隔壁的同學就和我相視而笑。有一回，我們兩人還同時放屁！」

在半年內，道子就變得如此爽朗堅強，或許這正是年輕人的特性。總之，她已經痊癒了。

道子今年從高中順利畢業，已經決定要繼續唸大學。

對於此種疾患的治療，不妨多運用微笑的力量，因爲笑容有可能是增進健康的靈藥。

除了人類之外，還有其他的生物會微笑嗎？很遺憾，答案是否定的。人之所以會笑，就是因爲他們了解幽默。這是人類高度的精神機能之一。沒有比笑更具有人性的行爲了。

與其獨自一人發笑，不如與他人一起開懷大笑。笑不僅是改善人際關係的方法，更是巧妙的溝通方式。當大家一起笑，羞恥感就完全消失，才能直正開懷大笑。道子已經到達那樣的境界。

如果能夠縱聲開懷大笑，發出哇哈哈的聲音，也算是理想的呼吸運動。換言之，笑是一種綜合的壓力發洩方法。

聽說位於倉敷（地名，位於日本岡山縣）的柴田醫院，院長柴田高志先生和伊丹仁朗醫師，對癌症患者進行幽默療法。他們測量患者的免疫機能，藉此評估微笑的效果，報告顯示病人在笑過之後，免疫機能果然呈現亢進（NK活性亢進）。

偶爾在蔚藍的天空下，與同伴捧腹大笑也是一大樂事。

全方位醫療的第二階段和實存分析療法

接下來的第二階段，是以對患者的全面理解爲目標。爲了增進對人的理解，實存分析的方法具有重要的意義。因此，在這個階段，實存分析所扮演的角色很重大。實存分析的方法有以下幾項特徵。

就對人（患者）的理解而言，實存分析是更爲完整的方法

過去的全方位醫療模式，爲一整合身體、心理、社會等層面的醫療模式，但是池見酉次郎先生又加上生命倫理學的觀點，使它成爲更完整的醫療法。一九六〇年代後期，發生於美國的生命倫理運動，其基本想法（哲學）就是「對生命的敬畏」，實存分析就是以此爲基礎，然後再融入人本主義心理學（參照141頁）的成果。

我們對於生命倫理，分別以宏觀的角度（以地球市民全體爲對象的生命倫理）和微觀的角度（與每位市民息息相關的生命倫理），作深入的思考（參照圖6-1。池見先生所說的生命倫理，顯然是指後者。然而，兩者對生命倫理的觀點，都以對生命的敬畏（無可取代的生命）爲基本，在這方面並無任何差異。但是，以微觀的意義而言，與患者個別的生命價值有很大的關係，在本質上規定其生命價值，是出於個別的生存意義。這也正好符合實存的觀點。

加上實存的觀點之後，全方位醫療法的模式就完成了，它是一種整合身體、心理、社會、存在意義等層面的醫療模式。

所謂實存層次，作爲一種精神層次，是指唯有人類才能夠擁有的心靈機能，它相對於心理層次而被區分出來。也就是說，實存層次包括「生存的意義」、「宗教」、「生命倫理層次」等，因此對人來說它反而是本質上的事物。另一方面，如前文所述，所謂心理層次，是指人類和動物共同擁有的心靈機能。

經由全方位的理解過程，我們對人的實存不僅產生共鳴，甚至還進一步接受對方。對於前述的「巴林特式醫療面談法」，實存分析的觀點更是非常重要。

實存分析帶給我們醫護的智慧

當你面對超越自己共鳴能力的患者，或者是以現代醫學無法治癒的患者，既然身爲醫師就必須爲他們治療。把不可能變成可能的治療的智慧，是從以知識、技術爲基礎的醫師態度（人的態度、治療的自我）湧現出來的。實存分析的方法將那樣的智慧教給我們。原因在於一旦熟悉了實存的方法，即使醫師本身陷入困境，在醫師的極限狀況之中深感迷惑，依然能以兼顧責任和自由的態度去面對。醫師若能掌握實存的觀點，就會在事業上追求成長，不斷擴展自己的世界觀、人類觀，這整個過程意味著已逐漸掌握超越知識的智慧。

人類原本具有的自然治癒力，即「向內環境穩定機制」開始發揮功能可以期待

潛藏於患者之中各種可能的治療方式，可藉由實存分析的方法引導出來。

1.精神若作用於自律神經系統、內分泌系統、免疫系統，對身體而言就是一種補法，可以提高低下的內環境穩定機制反應。實存分析是心理的補法，這是經過科學上的驗證，因爲對實存性產生自覺的患者，其尿中17－KS－S的測試都上升了。此外，在內環境穩定機制的提高之中，如後文所述，有些患者眞正做到「實存的轉換」。

2.促進自我成長的效果，爲每位患者所創造的人生，帶來實存上的洞察。

實存分析是從本質上解決現代病的方法

也就是說，實存分析是一種擺脫失感情症、失體感症、失意義症的方法。

我想再度強調，現代人追求意義的意志一旦受挫，就會形成失感情症、失體感症、失意義症。爲了克服這個問題，在主體上創造健康，就必須從被動的治療，轉變爲遵循自律、自我控制的醫療。換句話說，我們必須創造出自我控制的醫療。以患者個別的「生存意義」爲基礎的態度轉變，正是這種醫療的根基。

實存分析帶給我們向致死的、難治性疾病挑戰的智慧和勇氣

在物質生活豐饒的現代，如果弗蘭克所體驗的阿維舒比茲集中營眞的存在，或許應該就是癌症病房或重症病房。我們既然擁有最先進的現代醫學，對於難以治癒的患者就不應放棄，實存分析在這方面啓發醫師接觸病人的智慧。此外，也給予治療者向疾病挑戰的勇氣。同時，也帶給病人「從病」（與疾病共存）的智慧。

實存分析提供高QOL的醫療

QOL的提升是全方位醫療的終極目的，這就是對符合人性的追求。對於患者個別的生存意義而言，不斷創造、追求無可取代的人生，已經成爲最重要的觀點。

全方位醫療的第三階段和實存分析療法

以全方位醫療的第三階段而言，其目的在於疾病的預防和積極的健康之創造。這階段的醫護目標是自我控制。爲了每天做到自我控制，事前必須有充分的理解和支持

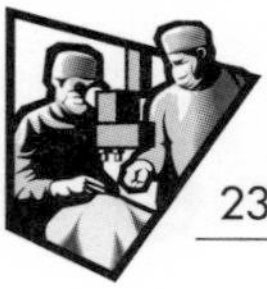

的動機。

實存分析療法在動機的建立上，扮演了重要的角色。面對病人若不積極運用實存分析的方法，動機的建立將變得很困難。

實存的轉換：柔順而堅強的生活方式

對我們人類而言，最大的壓力就是死亡，也就是「死與死的過程」（death & dying）。生老病死是人類最大的痛苦，醫師的功能在於緩和那些痛苦，然而瀕死的患者承受了極大的苦惱。

這時期的醫療，稱爲「末期醫療」。俗語說：「觀死即知生」，另外也有「從生活習慣看死狀」，以及「從死狀看生活習慣」的說法。

如果長久待在臨床的現場，醫師一定會面臨病人的死亡。醫師一旦窺見形形色色的死狀，對於民眾爲何想要尊嚴死或安樂死，將有更深一層的體會。

但是，有時我們也會看到一些患者，成功地克服了致死的疾病。

一般而言，我們若真正看到戰勝癌症的病人，心中往往會產生「這或許只是特殊的案例」、「這可能是偶然的」等想法，但是這十年來，我們確實遇到太多的病例。

在這樣的經驗之中，我爲那些克服癌症的病人看診，而發現他們一定有共通點。我從許多的患者身上學到這些珍貴的事實。

人面對壓力，所採取的因應之道，我已經在前面說過，除了「逃避」、「戰鬥」、「過度適應」之外，還有一項是「與疾病共存或順應疾病」，總不外乎以上的任何一項（表10-1）。

第四項的「與疾病共存」，一般稱爲「從病」（日文是根據高島博的說法），但是如前面所說的，其實這並不是順從疾病，反而是以強韌的意志使疾病屈服。

換句話說，從病是指「以堅強的意志活下去」，並藉此戰勝壓力。同時，還要再加上柔順。也就是說，這些患者的共通點在於「柔順而堅強的生活方式」。

癌的自然退縮

大約在距今二十多年前，池見酉次郎先生於德國發表的論文中，以「以心身醫學的方法，使癌症患者逃離死亡的邊緣」形容這個現象。

表10-1 面對壓力的方法

1. 逃避：放棄治療、自暴自棄、轉換、過度在意、不適應、自殺
2. 戰鬥：疲勞、悲壯而果敢的死
3. 過度適應：心身症（生活習慣病：從自律神經失調到癌症，甚至如梗塞性疾病之類的致死病態）、再燃症候群、疲勞過度、憂鬱、突然死亡、過勞死、病死
4. 順應（共存）：從病（並非順從疾病，而是以堅強的毅力使疾病屈服），無論置身於任何的極限狀況，也能自由地改變自己的態度，展現出隨遇而安、坦率而堅強的生活方式，對活著的生命產生自覺（從失感情症、失體感症、失意義症解脫出來）、信仰的效用、實存的轉換、一病息災、有病息災

（K. Nagata, V4, 1996）

換句話說，從死亡的邊緣逃離就是癌症的自然退縮。關於此點，一九九七年四月，有史以來首度的「第一屆國際癌症自然退縮會議」，於海德堡大學召開。池見先生也應邀出席那次會議，並發表了一場特別的講演。

根據池見先生的論文，在癌症的自然退縮者之中，大約有四分之一達到實存的轉換，同時也有四分之一的人獻身於此，另外四分之一的人則產生宗教的自覺。然而，這些例子之中，同時也帶來身體上免疫、過敏的影響，則是最明顯的（**表10-2**）。

所謂「實存的轉換」，最初是由美國的精神醫學者布斯（G. Booth）所使用的。癌症或神經難症的病人之中，確實有許多人成功地做

表10-2 癌的自然退縮實例所顯示的身、心兩方面條件

生理機制的參與	心理、社會面的轉換				合計
	宗教的覺醒	實存的轉換	家庭的支持	對終生事業的奉獻	
內分泌的影響	2		2	1	5
免疫以及過敏反應的影響	3	4	2	3	12
癌組織的不完全去除	2		1	2	5
感染和發熱的影響		1			1
降低對癌組織的營養供給		1			1
合計	7	6	5	6	24

（根據池見的研究）

到實存的轉換。實存的轉換在動物實驗中不可能達成，這是唯有人類才能夠運用的方法。

癌的實存轉換的條件

引導患者進入這樣的實存轉換，究竟有何條件呢？此外，如何將這樣的現象普遍化？作爲醫師的我們也曾經摸索過這些問題。

我們從臨床上所經驗過，已經達到與癌症共存（從病）的病例之中，可以發現以下的共通點：

1. 罹患癌症之後，都曾經歷過某種「至高無上的體驗」。例如被美妙的自然或藝術所感動，或者察覺到自己受到許多人的支持而生存下來，因而體驗到生存的喜悅。

2. 這樣的體驗和病人體認到自己的生命是「被救活的、目前存活著的生命」有關。也就是說，病人發現到「關係內存在」、「時間內存在」的意義。然後，對於「爲什麼會罹患絕症？」一事不再感到懊惱，即使在病中也逐漸思考「應該如何生存？」的問題。

3. 這樣的體認變成對他人的「感謝」，將與他人的相遇視爲「一期一會」（意指一生難得一次的相會，比喻相遇極其珍貴），從中感受到極大的喜悅。爲了能夠「順其自然」地生存下去，他並不悲觀，反而以積極的態度面對人生，並且還充滿了幽默感，甚至一些小事也會使他展現笑容。

4.同時，還從家人、醫師、護士等周圍的人，得到符合人性而全方位的醫療。對醫療沒有絲毫的不信任感，並且和醫師建立了良好的人際關係。

5.醫師精通全方位醫療法，特別爲了痛苦的緩和、食欲等問題，致力於提升病人QOL的醫療。

6.醫師在尊重病人的情況下，運用瀉法（主要是現代醫學的方法）與補法（採用中藥方劑中的補劑、實存分析的精神療法，以及溫泉療法等），患者也接受那些方法。

7.經過這些治療之後，病人再度發現自己的人生意義，並不斷體認到自己的生存責任和改變態度的自由。

透過這些治療，病人的生活態度從「頑固」，轉變爲「柔順而堅強」。

「從病」的科學評估：17－KS－S

另一方面，在科學上證明這種人類的可能性，使之成爲普遍的事物，究竟應該怎麼做呢？這是我們長期所面臨的課題。因此，我們必須了解這是如何發生的？許多科學家想從免疫學評估這種狀態，並以其他各式各樣的手法研究。

我們也試著提出假設，對於DHEA－S（dehydroepiandrosterone sulfate）（參照40至41頁）的產生，應該就是東方所說的促使「自然治癒能力的提升」。如同前面所說過的，DHEA－S是一種綜合性的荷爾蒙，與免疫、內分泌、神經、動脈硬化等全體身體機能有關。同時，不只是副腎、睪丸，腦或皮膚也會產生它，對於存在的自覺正是人腦的功能。

藉由補法的使用，對於十一位末期癌症患者的尿中17－KS－S（一般認爲這是DHEA－S的代謝物質）、17－OHCS（副腎皮質荷爾蒙的代謝產物），大約以一年的時間進行測定。附帶說明，這些病人都已發展至從病（與疾病共存）的階段。結果正如我們所預期的。最初低下的17－KS－S果然逐漸上升，一年之後，患者們除了測出較高的尿中17－KS－S值，QOL也隨之提高了。然而，持續保持較高17－OHCS數值的癌症患者，其不安可說是很強烈的（圖10-2）。

圖10-2　治療前後的S、OH、S／OH變動情形

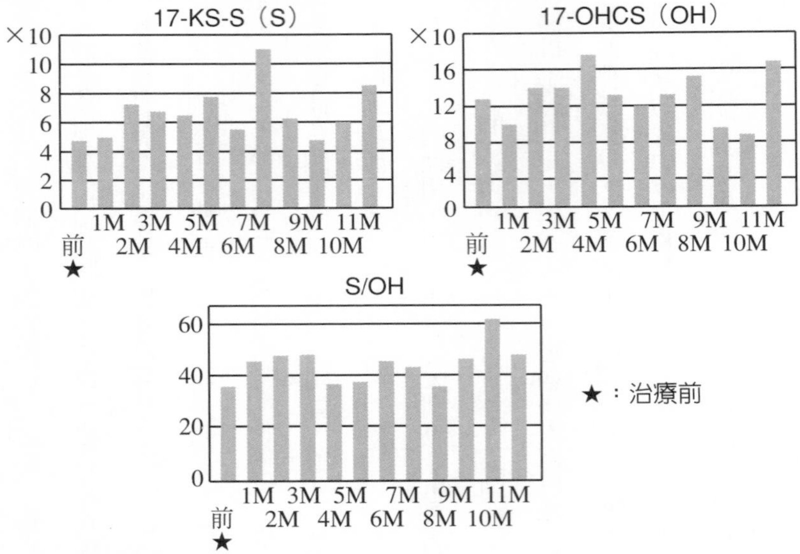

補法使用前與使用後11個月之間，S、OH、S／OH的變動如上圖所示（11位受測對象之平均值）。雖然變動很大，但是和治療前比較，治療後S不斷上升。OH則顯示出不安定的變動，但是這與癌症患者內心的不安有很大的關係。

泛適應症候群

以上的結果，若參考塞里耶（H. Selye）所說的泛適應症候群，就很容易理解（參照44頁）。如圖3-3所示，不論壓力是什麼種類，一旦壓力加諸身體，身體一開始會抵抗壓力，身體的機能也隨之亢進。但是，若長

時間持續下去，不久就會進入疲弱期。在疲弱期，身體的一切機能都會降低。塞里耶的圖形在此急轉直下。因爲如果壓力一直持續下去，最後將面臨「死亡」。

疲弱期，也就是說對於虛弱的狀態，我們該如何處理呢？換言之，現代醫學缺乏對引進補法的理論。補法並不只限於身體，也不可忽略「心理的補法」（即先前所敘述的，實存分析學的方法：實存分析療法）。但是，如果不先從身體的補法做起，心理的補法也將難以奏效。我們從池見的論文也可看出此點。我在前面已經說過，從實存分析療法可觀察到17—KS—S的上升（改善）。

多發性骨髓腫的實例

我想再舉出一個病例。

患者是山田進先生（假名），六十四歲。他罹患「多發性骨髓腫」，經某大學醫院診斷，並開出大量的抗癌劑。他住院時，院方向家人宣告由於預後不良，他可能只剩六個月的生命。雖然他們並未將疾病的名稱告訴病人，他十分了解自己的病情，除了大學醫院的治療之後，也希望我們爲他開補藥。於是他變成門診患者，手裡拿著大學醫院的介紹信，來到我這所大學的心療內科接受門診。

我爲他開出的補劑藥方，包括了十全大補湯萃取液七・五g／日、紅參末三・〇g／日、Coenzyme Q10三〇mg／日。根據我的經驗，本處方對末期患者（致死的病態）的治療非常有效，報告顯示還可提升病人在臨終前的QOL。我們將這三種藥劑的結合，通稱爲「三種神器」。事實上在補劑的組合上，這已經是功效最強的藥方。但是，當然還要配合患者的個別狀況，再將這三種藥劑做一些調整。

我們爲山田先生看診已經兩年了，他一直處於高QOL的狀態之中，每天與家人過著充實的生活。雖然山田先生與疾病共存，卻達到癌症的實存轉換。他的17—KS—S、17—OHCS、17—KS—S／17—OHCS（兩者的比：簡稱爲S／OH）的變動，如圖10-3所示。

我們可以觀察到17—KS—S、S／OH正逐漸上升。然而，17—OHCS並沒有改善。從這項資料，可以看出癌症病人的苦惱（壓力狀態）非常強烈。雖然我們看過很多這樣的患者，但是能夠經歷這種醫護過程，才是作爲一位醫師的最感幸福的事。

圖10-3 病例：多發性骨髓腫（男性、64歲）的17-KS-S（S）、17-OHCS（OH）、S／OH的變動

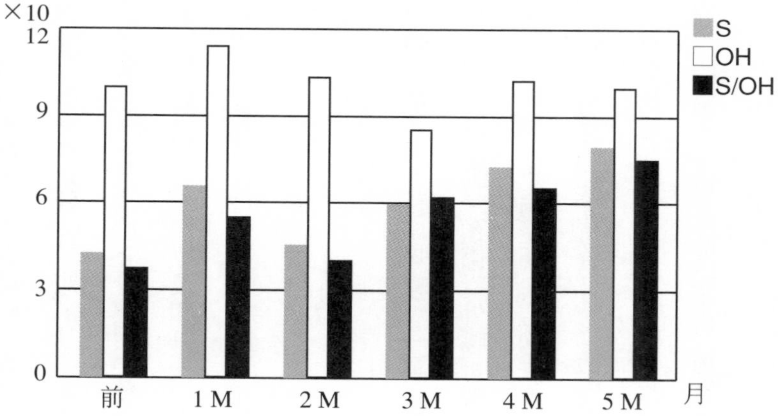

本病例爲64歲，多發性骨髓腫。雖然專科醫師已告知治療後的惡化狀況（6個月以內），但是藉由補劑的使用和家人的醫護，病人一直保持很高的QOL（生命品質）。完全沒有疼痛、還可享受釣魚的樂趣等等，一直維持極佳的狀況，可說已達到實存的轉換。如上圖所示，雖然OH沒有大的變化，不過S已慢慢改善，而S／OH也逐漸有了改善。由此可見，S對於這種病人的評估是很有用的。

我認爲從病（與疾病共存）的醫療重點，首先是爲病人開補劑，然後就是引進心理上的補法。日本的傳統醫療原本具有補法的理論，透過上圖所示的科學評估法，或許今後將可對世界醫療做出極大的貢獻。

我認爲若從這個層面看來，確實有必要讓世人體認到，中藥今後將可成為世界性的醫療資源。事實上，歐美第一線的科學、醫學先進們，對東方醫學的優點都具有充分的認知，其程度遠超過我們的想像。令人感到幸運的是，日本的醫療保險制度允許我們充分運用中藥。

從事科學的研究之中，以及和每一位患者相遇的過程中，我們應該如何運用這種補劑？我認為不斷地進行研究、檢討，正是我們日本人的責任和義務之所在。

啐啄

禪宗的語言之中，有「啐啄」一詞。雛鳥即將孵化出來時，會從裡面啄蛋殼，這時母鳥在外面伺機而動，預備從外啄蛋殼。兩者的時機一旦契合，雛鳥就誕生了。但是，如果錯過時機，無論是哪一方的失誤，雛鳥都將無法出生。這個現象也可用諺語比喻，所謂「兩者都在等待機會」（廣辭苑）。

像實存分析之類的體驗療法，可以說是一種啐啄的療法。巴林特在晚年曾說：「無論遇到任何患者，我只要二十分鐘就能觸動他的心弦。」我想他說的應該就是啐啄。

我想舉出「反射性交感神經性萎縮症」（RSD）的實例。以疼痛爲主因，並發展至肌肉萎縮的疾病，稱爲RSD。這種疾病通常會伴隨著激烈的疼痛。

鈴木桂子小姐（假名）爲十六歲的高中二年級學生。主要的症狀是右手的萎縮與激烈的疼痛。由於疼痛太激烈了，甚至連接觸到羽毛都會痛。她過去的病歷、家族病歷，都沒有特別值得注意之處。

我敘述一下目前的症狀。桂子在中學二年級時，由於練習排球而折斷指甲，但是她置之不理。後來，那部位發生激烈的疼痛，才到附近的醫院接受診治。然而，情況始終未見好轉，從此她就到全國各地的疼痛專門醫院診察，並接受數百次的星狀神經節遮斷治療（對頸部的星狀神經節進行頸部遮斷療法，以RSD的診治而言，這是醫師列爲第一選擇的方法，稱爲SGB）。另外，桂子還接受了各式各樣的治療。但是，症狀繼續發展，完全沒有改善的傾向，終於導致右手的肌肉萎縮。她高中一年級時，曾經尋訪治療疼痛的名醫，甚至在母親的陪同下，前往離家一千公里之遠的大學醫院，接受A醫師的診斷。

因爲她住在日本的東北地方，A醫師便爲她介紹離家比較近的疼痛專家S醫師，然後S醫師又介紹她到我這裡。

疼痛患者往往對醫療有強烈的不信任感，因爲他們總覺得「爲什麼自己的疼痛治不好？」

門診時，我大吃一驚。她右手的指甲就像魔女般又尖又長。

「怎麼了，這指甲！這樣不是很危險嗎？」

「但是，我痛得沒有辦法剪！」

「那麼，我們來剪剪看。護士小姐，指甲刀借一下。」

「咦！」

「剪下來，可以吧！」

桂子以充滿覺悟的表情，輕輕地點一下頭。

首先，我把桂子的指甲剪下來。這是爲了消除她對醫療的不信任感，也希望藉此建立治療關係。

一開始，她雖然猶豫著，一旦了解並不會帶來劇痛之後，就很安心地讓我剪指甲。

「還好吧！」

「嗯。」

剪完的那一瞬間，她汗流浹背。

剪完指甲時，我悄悄問她。

「妳高中畢業之後，有什麼打算呢？」

「……我還不太清楚，但是我想進大學。」

「妳想要學什麼呢？」

「檢驗師。」

「臨床檢驗師嗎？」我重新問她。

桂子點點頭。

「那麼，妳要趕緊把病痛治好。」

她聽了之後點點頭。

「這種疼痛並不是醫生可以爲妳醫治的。而是要靠自己才能治得好的疼痛。今天，妳甚至把指甲剪下來了，或許過去都無法動手剪它吧！」

她似乎很驚訝地點了點頭。

「眞的嗎？」

藉由剪指甲這件事，她體驗到過去無法處理的指甲，已經剪下來了。

「已經能夠剪下來了。」

「是的。」

聰明的桂子也了解到，這種RSD的疼痛是「靠自己治癒的疼痛」、「能夠治療的疼痛」、「若不把疼痛治好，就無法達成自我實現」。

根據傳統東方醫學的診察，這種疼痛屬於虛證、寒證（冷）、氣鬱。

在謝隆的站立試驗之後，若再進血液循環反應的測試，正如原先所預期的，呈現出血液循環不良症候群（低反應型），心臟每次收縮所排出的血量（心係數）爲二・一二mm／㎡（臥位）、一・六一mm／㎡（立位），這顯示情況極爲嚴重。

我爲她開出的藥劑，包括了Coenzyme Q10 三〇mg／日、Surupiraito 一五〇mg／日、當歸四逆加吳茱萸生薑湯萃取液七・五g／日、紅參末三・〇g／日。

此外，我也讓她了解到運動（游泳）、溫泉（幸好她家附近有溫泉）、飲食等生活習慣的改變，確實是有必要的。對於將來的期望，也就是關於成爲臨床檢驗師的具體方法（報考學校的選擇、入學考試、國家考試等），我也請她自己作檢討。

這樣的治療方式進行了幾次，她的疼痛減輕了，我可以把她交還給S醫師。

在疼痛性疾病中被列爲難治之症的RSD，爲什麼會在短期內舒緩呢？我想進一步探討其理由。

我在進行治療時，並未採取神經遮斷療法，雖然這對疼痛的影響比較直接，也沒有使用一切鎮痛消炎劑。

我先以剪指甲一事，消除她對醫療的不信任，然後再告訴她這種疼痛是可以治療的，爲了使她走向自己選擇的「臨床檢驗師」之路，我也讓她親身體驗到「必須治好這樣的病痛」。

此外，由於她的身體已呈現出血液循環不良症候群（低反應型），便以藥劑和游泳療法使她逐漸痊癒，我希望這位十六歲的少女，能夠藉由休閒活動，儘快從緊張的狀態解放出來。

我覺得必須爲病人治療的醫師，和必須治癒的病人之間，正好發生了「啐啄」的現象。巴林特所說的tuning in（觸動心弦）就是最好的例子。

除非情況特殊，一般而言，病人總是渴望痊癒，醫師也一定想要治病。如果能夠抓住時機，就有可能發生啐啄。

從這個例子就可看出，觸動患者的存在目的或生命意義，確實具有重要的意義。

本章的結語

以上，我對於實存分析療法的概略，以及在全方位醫療的脈絡中，實存分析所發揮的功能和可能性作了一番敘述。當我們想要實踐全方位的醫療模式，也就是綜合了身體、心理、社會、存在意義等層面的醫療模式，即可運用實存分析的技巧，直接進入實存（存在）問題的核心，這將帶給身體、心理、社會等層面極大的影響，我認爲這正是全方位醫療的核心。

後　記

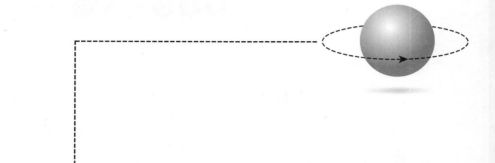

我國（日本）在二十世紀經歷了數度戰爭。每一次我們的市民都面臨了價值觀的大幅轉變。在即將迎接二十一世紀的今天，也將再度發生極大的變動。那將比過去所經驗的任何變動還來得大，換言之，就是所謂的典範轉移（paradigm shift）。

然而，那絕非令人悲觀的變動，而是從混沌迷惘中走出，也是嶄新的人類復興。我們如何創造出新文明，以及爲地球市民而存在的地球文明？這正是我們面臨的新課題。人類的世紀將就此展開。

一九九六年夏天，在一座浮現於藍色愛琴海的白色島嶼上，我們在柯斯島舉辦了「第一屆國際醫療會議」，這是藉由醫療所舉辦的一項大型活動。我們在會議中所確認的是，醫療是直接有關人類的科學，它應該是尊重人性的，爲了達到上述目標，我們大力提倡全方位醫療法。此外，全方位醫療法的世界先驅——紐約大學的史堤西．B．迪教授（WHO名譽教授），於一九九七年春天，在斯洛巴吉雅召開「有關人類環境與生存方式的國際會議」；同年，又在海德堡大學舉辦「國際癌症自然退縮會議」；同年秋天，在拉斯貝加斯召開了「有關壓力與DHEA國際會議」。整個世界都在動。確實動起來了。他們所探討的對象，就是現在，在這裡生存著的人類本身。

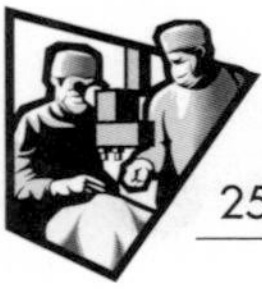

首先，我覺得無論如何都必須使醫療人性化。這是我們作爲醫師的自我淨化功能。同時，還應該進一步建立新醫療。但是，這並不是要和現行的醫療（國際的慣用醫療，現代醫學）產生矛盾，我們必須促進現代醫學的發展，並且藉此彌補現代醫學的缺點。

在地球這個美麗而渺小的行星，除了西歐文明之外，還有另一支重要的東方文明。我們應該設法在沒有矛盾的情況下，將其融入世界文明之中。這就是作爲東方人的日本人所能解決的課題，透過這方面的努力，我們必能貢獻國際社會。

大約在十年前，我曾經和印度的馬哈里西・尤吉（以阿悠維達醫學（Ayurveda）的復興者，而活躍於世界各地）曾說：「如何結合西方與東方，是你們日本人的使命。爲什麼呢？因爲你們具有東方的心靈，可以向路旁的石佛合手禮拜，一方面又有擁有科學的智慧，能夠靈活運用電腦，採取合理的行動。」

我們應該和世界各地的人們攜手合作，共同在醫療上實踐科學技術和人本主義。這就是全方位醫療（全人醫療）的精神。

本書在全方位醫療的脈絡中，爲了克服現代醫學的盲點，具體地提出應該如何使現代醫學、東方醫學、心身醫學互爲主體，然後再加以靈活運用的方法。

我在書中已經提過，在這個領域之中，世界上已經出現過許多先進。由於諸位先進的想法都是汗水與淚水的結晶，我想在此強調全方位醫療（全人醫療）的概念已經形成了。特別是對於池見酉次郎先生、維克多．弗蘭克先生，我要致最大的謝意。

全方位醫療法至今尚未完成。爲了使其更加完備，對於本書的觀點或內容，讀者若有任何意見或指責，請不吝指教。

附帶一提，本書於付梓之際，日本放送出版協會的辻一三主編，以及大場旦先生給予許多協助，在此對他們表達衷心的謝意。

一九九七年秋天，仰望叡山執筆

永田勝太郎

※洽詢處：

有關ＱＯＬ問卷調查，請向以下單位洽詢。

一一二—〇〇一四　東京都文京區關口一—九—一一—一〇四

（株）生命品質研究所

有關日本巴林特式保健醫療協會、日本實存心身療法研究會，請直接洽詢作者。

日本巴林特式保健醫療協會事務局

日本實存心身療法研究會事務局

四三一—三一二四　靜岡縣濱松市半田町三六〇〇番地

請轉交濱松大學保健管理中心

參考文獻

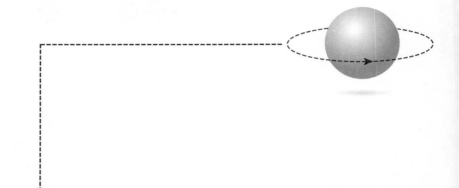

1. 全方位醫療

永田勝太郎，《QOL——全方位醫療所追求的目標》，pp.238，講談社，東京，一九九二。

永田勝太郎等人，〈全方位醫療與東方醫學〉，大塚恭男、永田勝太郎等編，《初期治療與東方醫學》，23-72，誠信書房，東京，一九八六。

武見太郎，〈現代醫療中的中醫〉，大塚恭男、永田勝太郎、村山良介、池見酉次郎編，《初期醫療與東方醫學》，3-5，誠信書房，東京，一九八六。

永田勝太郎，《全方位醫療的智慧》，pp.206，海龍社，東京，一九九七。

Nagata, K.: Comprehensive Medicine based on Bio-psycho-socio-existential Medicine, *Comp*. Med. 1(1): 15-32, 1995.

Nagata, K.: Psychosomatic Medicine: An Integrator of Occidental and Oriental Medicine in the Context of Comprehensive Medicine, Ikemi, Y. edit., *Integration of Eastern and Western Psychosomatic Medicine*, Kyushu University Press (Fukuoka), 189-214, 1996.

Ikemi, Y.: Integration of Occidental and Oriental Psychosomatic Treatments, Ikemi, Y. edit.,

Integration of Eastern and Western Psychosomatic Medicine, Kyushu University Press (Fukuoka), 37-46, 1996.

Leigh, H.: The Evolution of Psychosomatic Medicine and Consultation-liaison Psychiatry. *Adv. Psychosom. Med.* 11: 1-22, 1983.

2. 心身醫學

Sifneous, P. E.: The Prevalence of Alexithymic Characteristics in Psychosomatic Patients. Psychother. *Psychosoma*. 33: 139-146.1986

Ikemi, Y., Ikemi, A.: An Oriental Point of View in Psychosomatic Medicine, Psychother. *Psychosom*. 45: 118-126.1986.

永田勝太郎，〈音樂療法的生理研究和在心身醫學上的應用〉，櫻林仁主編，《音樂療法研究——來自第一線的報告》，pp.81-106，音樂之友社，東京，一九九六。

3.實存分析療法

內田安信、高島博主編，永田勝太郎編輯，《實存分析療法的臨床》，pp.222，醫齒藥出版，東京，一九九一。

永田勝太郎，〈人的高度精神治療與癌症治療〉，*Biotherapy* 8(1) : 1-12，一九九四。

永田勝太郎、釜野安昭、岡本章寛、釜野聖子等，〈以「QOL問卷調查表」評估的綜合癌性疼痛之控制〉，《慢性疼痛》，12(1) : 161-168，一九九三。

高島博，《人性學——醫學的方法》，pp.334，丸善，東京，一九八九。

Frankl, V. E.: *Man's Search for Meaning: an Introduction to Logotherapy*, pp.237, Beacon Press, Boston, 1959.

Booth, G.: Psychological Aspects of "Spontaneous" Regression of Cancer, *Am J. Psychoanali,* 1: 303-317, 1973.

4.死與末期醫療

日本尊嚴死協會編，《尊嚴死》，講談社，東京，一九九〇。

池見酉次郎、永田勝太郎編輯，《死的臨床》，pp.286，誠信書房，一九八二。

池見酉次郎、永田勝太郎編輯，《日本的末期醫療》，pp.316，誠信書房，一九八四。

比屋神無座、永田勝太郎、足立眞啓，《日本的末期醫療》，pp.180，三省堂，一九九五。

永田勝太郎，〈癌性疼痛的控制與中藥方劑〉，*Pain Clinic*，14(2)：185-189，一九九三。

永田勝太郎，《當家人被宣告罹患癌症》，pp.238，主婦之友社，東京，一九八七。

Ikemi, Y., Nakagawa, T., Sugita, M.: Psychosomatic Consideration on Cancer Patients who have made a Narrow Escape from Death, *Dynam Psychiatry,* 31: 77-92, 1975.

5.巴林特療法

池見酉次郎主編，永田勝太郎編輯，《巴林特療法——全方位醫療入門》，pp.272，醫齒藥出版，東京，一九九〇。

Balint, M. : *The Doctor, His Patient and the Illness*, M. J. Pitman Medical Publishing Co., London, 1957. 池見酉次郎等譯，《初期醫療的心身醫學——巴林特醫療小組的實際》，pp.476，診斷與治療社，東京，一九八一。

6.治療的自我

Watkins, J. G.: *The Therapeutic Self Developing Resonnance-Key to Effective Relationship*, Human Scienses Press, New York, 1978.

Krathwohl, D. R., Bloom, B. S. Masia, B. B.: *Taxonomy of Educational Objectives, The Classification of Educational Goals, Handbook 2*. Affective Domain, McKay, New York, 1964.

7.低血壓與血液循環、Coenzyme Q10

永田勝太郎，《看不見的疾病：低血壓》，pp.174，佐久書房，東京，一九九五。

本多和雄、永田勝太郎，《現代的站立性低血壓》，pp.200，日本醫學館，東京，一九九〇年。

永田勝太郎，〈起立性低血壓〉，《自律神經》，22: 320-330，一九八五。

永田勝太郎、岡本章寬、釜野安昭等，〈非侵襲的（不會帶給病人不適的）血液循環測定〉，《臨床監控》，2(2): 151-156, 一九九一。

Delius, L. et al.: *Psychovegetative Syndrome*, Stuttgart, George Thieme Verlag, 1996.

Nagata, K., Kamano, Y., Okamoto, A., Kamano, S., Kubota, K., Honda, K., Yamazaki, M., and Honda, K.: New Classification of Orthosatatic Hypotension (OH) Referable to Hemodynamics (HM) and Therapetic Approach by Coenzyme Q10, M. Yoshikawa et al., editors. *New Trends in Autonomic Nervous System Research*, 552-553, Elsevier Science Publishers B.V. Amsterdam, 1991.

8. 慢性疼痛、RSD、癌性疼痛

村山良介、豬股賢一郎、永田勝太郎共同編輯，《慢性疼痛——治療的方法》，pp.422，醫齒藥出版，東京，一九九二。

Nagata, K., Kamano, Y., Okamoto, A. and Kamano, S.: The Anatomy of Pain, Ohshiro, T. and Calderhead, R. G. edit. *Progress in Laser Therapy*, 201-208, John Wiley & Sons, Chichester, England, 1991.

Nagata, K.: Traditional Oriental Approaches to the Management of Chronic Pain, T. Oyama, G. Smith (Eds.), *Pain and Kampo-The Use of Japanese Herbal Medicine in Management of Pain*, Springer-Verlag, Tokyo, 1994.

Bonica, J. J.: Cansalgia and Other Reflex Sympathetic Dystrophies, Bonia, J. J. edit., Rev. ed. of: *The Management of Pain-Treatment*, 220-243, Lea & Febiger, 1989, Malvern, Pennsylvana, U. S. A.

永田勝太郎，〈癌性疼痛的控制與中藥方劑〉，《疼痛門診》，14(2): 185-189，一九九三。

9.傳統的東方醫學

永田勝太郎，《中藥入門》，pp.295，小學館，東京，一九九五。

大塚恭男、永田勝太郎、村山良介、池見酉次郎編，《初期醫療與東方醫學》。pp.500，誠信書房，東京，一九八六。

寺澤捷年，《從病例學習和漢診療學》，pp.300，醫學書院，東京，一九九〇。

寺澤捷年等，〈瘀血症的症候解析與診斷基準的提倡〉，《日本東洋醫學雜誌》，34(1): 1-17，一九八三。

有地滋，〈未病的現代意義〉，大塚恭男、永田勝太郎、村山良介、池見酉次郎編，《初期醫療與東方醫學》，18-21，誠信書房，東京，一九八六。

永田勝太郎、糟谷修子、金子榮藏，〈突然死與健康的評估〉，《第三十次全國大學保健管理研究報告書》，171-173，一九九二。

10. 壓力

永田勝太郎，《壓力生存者——心療內科的智慧》，pp.261，秀明出版會，東京，一九九四。

Selye, H.: *Stress Without Distress*, Lippincott, New York, 1974.

Selye, H.: *The Stress of Life*. 2nd ed. McGraw Hill, New York, 1976.（杉靖三郎等譯，《現代社會與壓力》，法政大學出版局，一九八八）

11.17—KS—S

西風脩，〈適應的扭曲——磨損與修復——17—KS的意義〉，*J. UOEH*, 15(3)：183-208，一九九三。

西風脩，〈壓力與臨床檢查——老化、疾病、心理社會的壓力〉，《臨床病理》，42: 321-330，一九九四。

西風脩、古屋悅子、前澤貢、杉山善朗，〈適應的扭曲（磨損與修復）——尿17—KS硫酸與心理社會的壓力〉，*Job Stress Res*. 3(1)：55-64，一九九五。

Nishikaze, O.: The XII UOEA International Symposium "Stress Proteins", Whole Body Responses to Stress-Adrenocortical Adaptation to Stress in Human, *J. UOEH.*, 15: 264-268, 1993.

Baulieu, E. E.: Neurosterods: a New Function in the Brain, *Biol. Cell.*, 71: 3-10, 1991.

Nagata, K. et al.: The Objective Evalnation in the Treatment of Anorexia Nervosa Using 17-KS-S, *Comp. Med.* 2(1) : 67-72, 1997.

國家圖書館出版品預行編目資料

全方位醫療法／永田勝太郎著；王瑤英譯.
--初版.--臺北市：生智，2001〔民90〕
面：　公分.--（元氣系列；13）
參考書目：面
ISBN　957-818-219-8（平裝）

1.醫療服務

410　　89015765

全方位醫療法

元氣系列 13

作　　者／永田勝太郎
譯　　者／王瑤英
出 版 者／生智文化事業有限公司
發 行 人／林新倫
執行編輯／晏華璞
登 記 證／局版北市業字第 677 號
地　　址／台北市新生南路三段 88 號 5 樓之 6
電　　話／(02)2366-0309　2366-0313
傳　　真／(02)2366-0310
網　　址／http://www.ycrc.com.tw
E-mail／tn605547@ms6.tisnet.net.tw
郵撥帳號／14534976　揚智文化事業股份有限公司
印　　刷／鼎易印刷事業股份有限公司
法律顧問／北辰著作權事務所　蕭雄淋律師
I S B N／957-818-219-8
初版一刷／2001 年 1 月
定　　價／250 元

總 經 銷／揚智文化事業股份有限公司
地　　址／台北市新生南路三段 88 號 5 樓之 6
電　　話／(02)2366-0309　2366-0313
傳　　真／(02)2366-0310

原文書名／ Atarashii Iryo-towa Nanika
Original Japanese language edition published by NHK Publishing（Japan Broadcast Publishing Co., Ltd.）, Tokyo